阿茲海默症其實離你不遠

楊謝樂——著

創新科技
讓你提前預防失智症

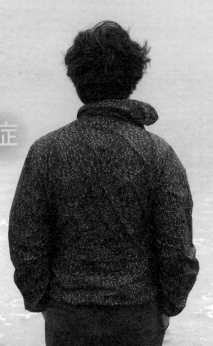

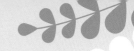

壹、腦袋生病了 ……25

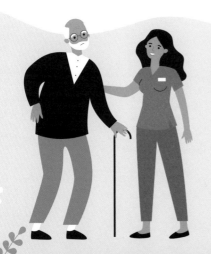

目錄CONTENTS

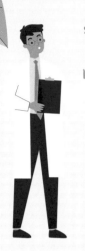

目錄CONTENTS

忘了「忘了」

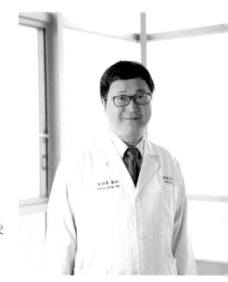

胡朝榮 醫師

臺灣臨床失智症學會理事長
臺北醫學大學醫學院醫學系神經學科教授
衛生福利部立雙和醫院副院長、
失智症中心主任

　　讀完楊謝樂博士的新書，從失智症病人及家屬的需求開始，最後回到目前醫療的現況，我看到失智症病人及家屬的痛苦、無助及當代醫療的侷限。不過更重要的是本書中，楊總帶領磁量生技一步一腳印，發展神經退化性疾病的血液生物標記，協助臨床醫師診斷、追蹤治療成效，甚至做到疾病預測及預防，在黑暗中仍看到光明。

　　我跟楊總認識多年，他算是半路出家，從光電領域一頭栽進醫療，而且是需求很大，但進展最慢的神經退化性疾病，尤其是阿茲海默症；不知不覺中幾年過去，他早就成為我們不可或缺的夥伴，而且憑藉他的努力，克服了許多困難，也讓全世界看到臺灣醫療科技的實力，算是臺灣之光。回顧這些年來，我們對失智症（阿茲海默症）的診斷，

從「排除法」：病人沒有明顯腦中風病史或病灶、不是腦外傷、不是腦感染或腦瘤、不是水腦症、不是內分泌或營養素不足、不是憂鬱症等，再根據病人的症狀分類去診斷病因，如阿茲海默症、路易士體失智症、額顳葉失智症等，其實並沒有一個客觀值得信賴的生物標記（檢驗或檢查）可以正確診斷失智症的病因。然而隨著科學的進步，我們現在有正子攝影、脊髓液檢查等，幾乎已經可以做到「確診」，我想楊總這幾年來跟我一樣見證到這部分的巨大改變，也鼓舞我們往更高的目標邁進。

什麼是失智症下一波的目標？一是更便宜方便的檢驗或檢查，正子攝影仍相當昂貴，而脊髓液檢查又有侵襲性，發展血液檢查，如免疫磁減量技術等，必然是未來的重點。二是有效的治療，全球的許多大藥廠都投入失智症新藥研發，但至今仍無法成功。這兩個需求，其實臺灣都很有機會在世界舞臺占一席之地，政府已經投入許多資源在提升失智症照顧，但醫療研發部分仍需政府更多支持。我跟楊總都有一個夢，期待將來有一個堅強的臺灣隊，從預防到治療發展出一個完整的生技醫療生態圈，不僅造福病人，也提升臺灣醫療產業的價值。讀了楊總的新書，看到他的努力及成就，深受鼓舞，對未來也有信心了起來，推薦大家都來讀這本書。

假的真不了，
真的假不了

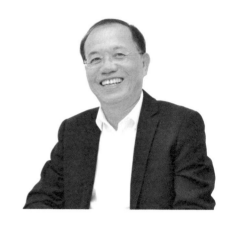

郭明仁

新北市電腦商業同業公會榮譽理事長
精英電腦股份有限公司合夥創辦人
臺灣科技產業聯盟創會會長

　　如果一滴血能檢測百病，就能根據所得結果，精準治療，甚至搶在疾病黃金干預期，預防治療，對人類的生命、健康、生活品質是一大福音。

　　美國女版賈伯斯──伊莉莎白・霍姆斯，利用一滴血新創醫療科技神話，完美打造一場90億美元的騙局，顛覆傳統血液檢測，一滴血就能檢測200多種疾病，企圖改變醫療保健的矽谷獨角獸，終因「假的真不了」，被拆穿女王的新衣。

　　在臺灣，一滴血的故事平行的在上演，不同的是一群科學家、醫學家顛覆傳統，試圖證明造成大腦認知功能障礙和阿茲海默症的乙型類澱粉蛋白與濤蛋白，不只存在腦袋與脊髓裡，也會跑到血液裡，為了利用血液找出大腦健康狀態，整合磁性奈米粒子合成、抗體架接、高溫超導量子干涉元件、低溫物理、電磁波屏蔽、訊號處理等多項專業技能，開發出免疫磁減量檢驗技術（IMR），一種超高靈敏度的蛋白

質檢疫技術，可以在標準游泳池找出被切成500份小方糖的一份。

IMR科學團隊從1996年歷經十年，終於在2006年完成世界創舉，成功證實免疫磁減量技術，拼出第一筆免疫磁減量蛋白質檢驗數據。「真的假不了」，為了驗證該項技術在臨床醫學上的應用性，磁量生技的楊博士團隊從2008年成立公司歷經第二個十年陸續與感染科、心臟內科、腫瘤科等多位醫生合作，檢驗血液中多種蛋白質濃度，例如C型反應蛋白、血管細胞黏附蛋白、血管增生因子、胎兒蛋白、癌胚抗原等，並進一步分析所測到蛋白質濃度與臨床診斷間的關係。並在2016年與臺大醫院、臺北市立仁愛醫院、衛福部雙和醫院及恩主公醫院合作，成功完成了阿茲海默症血液檢測的臨床實驗，證實了免疫磁減量技術的臨床應用可靠性。

2019年冠狀病毒疾病疫情在全球加速擴大，臺灣防疫成果全世界有目共睹，口罩臺灣隊、防疫臺灣隊……，2006年臺灣的一滴血技術，吸引世界各國失智症醫學權威專家，主動加入成為醫學顧問團隊，儼然形成阿茲海默國際隊。

「想要作為學術界的先行者，要具備很大的勇氣與毅力」，理工研究背景為主的研究團隊，克服臨床醫學應用與異業合作的艱辛，為了將研究成果實際應用，實踐知識價值，楊博士辭掉了原本可專心從事自己有興趣研究的公立大學教授轉戰產業，歷經家庭革命、創業維艱，一路走來蓽路藍縷。

《阿茲海默症其實離你不遠：創新科技讓你提前預防失智症》不僅是本健康書，也是一本勵志書，作者用淺顯易懂

的故事敘述方式，讓讀者了解阿茲海默症發生的原因和嚴重性，早期篩檢的重要，和如何防治的方法；也帶出作者從學術研究到臨床應用二十年磨一劍的初衷、堅持和決心。

一滴血的故事繼續在上演，我們期待楊博士團隊的技術，繼續發揚光大，幫助整個醫療照護往前推進好幾步，改善人類的健康和生命品質，讓「忘了」不再忘了。

突破

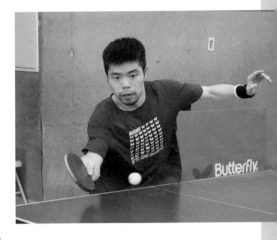

莊智淵

被尊為臺灣桌球教父
個人生涯最佳排名世界第三
自2004年起連續五屆奧運賽代表隊

　　楊博士以故事性的方式，對阿茲海默症的起因、症狀、
照護、預防等，做深入淺出地說明，淺顯易懂，讓我這種原
本對阿茲海默症全然陌生的讀者，也產生深刻的印象。尤其
書中提到認知運動，讓身為乒乓球選手的我，更是有所體
會。因為在乒乓球運動中，平常的練習就非常注重體能與技
術，這無庸置疑地可強健體魄。而在比賽時，還得用盡腦
力，調整戰術，虛實交替，讓對手對自己的球路失去掌握，
這時方能制勝。因此，乒乓球運動也算是認知運動的一種，
能強身健腦，遠離失智。並且乒乓球運動非但適合五歲的小
孩，也適合九十歲的老人家，且所需要的成本與空間都不
高，又是團體活動，完全符合書中所提到的適當運動與社交
活動，確實是一種預防失智的好方法。其實，法國某乒乓球
俱樂部與阿茲海默症協會深入合作，為阿茲海默症患者編排
了一系列的乒乓球課程，提供獨特的乒乓球療法。這種療法

不僅在法國受到重視，在英國、日本、美國等地，也逐漸被阿茲海默症協會各分支採用。

原本以為這是本介紹阿茲海默症的書，但看著看著，來到第參章裡述說著免疫磁減量（IMR）血液蛋白質檢驗技術的開發與產業化時，心裡頭開始沸騰起來。

「失敗只是前菜、成功才是主菜」，書中的這句話不禁讓我回想起小時候國小五、六年級時的比賽歷程。那時剛學習桌球不久，雖被認為有天分，但因練習的不夠，比賽時經常輸球，輸到會懷疑自己真的有打桌球的天分嗎？在媽媽兼教練——李貴美教練的嚴格要求下，以不放棄的精神，一直堅持到底，終於在九年後，成為世界桌壇第三號人物。我經常勉勵小選手：「輸過了，才知道怎麼贏。」這句話與楊博士的「失敗只是前菜、成功才是主菜」有異曲同工之妙。

這本書中，隱藏著一個很重要的觀念：突破！

突破是讓自己進步的關鍵，也是創新不可缺乏的因素。楊博士的團隊不只在研發上求突破，也在技術應用上求突破，更在商業模式上求突破，甚至於在全球市場上求突破。這又讓我回想起當年面對「天下第一削」韓國削球選手朱世赫的情況。在2010年左右，每當我在國際大賽面對這位削球選手時，總是無法掌握球局，屢戰屢敗，連輸七戰。我的內心叫我自己得突破，但談何容易？我想突破他，他更想壓制我，攻防之間，你來我往，誰都不想放棄，百分之百的全力以赴。但面對更高更難的挑戰，越能激發出自己的潛力。終於在2014年的世界錦標賽，在勤奮的練習與苦思破解之道後，突破了這位天下第一削。這中間的心路歷程，想必與楊

博士團隊所經歷的磨練之路，相差無幾，心有戚戚焉。

　　在臺灣研發，再將臺灣原生種技術帶向世界舞臺。看完這本書，讓我對楊博士產生英雄惜英雄的共鳴。雖然我與楊博士在不同領域，但深深地體會到，我們不只在臺灣這塊土地上突破，也在世界舞臺上尋求突破。我相信在各行各業中，都有許許多多的人也與楊博士一樣，正在經歷或已經歷過十年磨一劍的辛苦過程。真的很辛苦，但請務必要堅持，才有機會突破再突破，創造出美好的局面，也激勵更多人為自己譜出美麗的人生樂章。

創造希望——
失智症者又一村

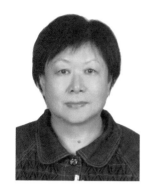

榮獲第48屆教育部學術獎
國立臺灣師範大學講座教授
曾任國立臺灣師範大學教務長
東亞超導電子會議創始委員

　　阿茲海默症在越來越長壽的文明社會中，是一種相當棘手的病症。我們看到若家中一旦有人罹患此症，它對每一個家庭的負擔，都是無比的沉重，也往往是社會上長照的龐大負擔。

　　在我們研究團隊成功研發以血液來檢測阿茲海默症前，醫檢上缺乏一個簡易、客觀而精確的檢驗方法來早期檢驗此症。至於我們在學術界的研究團隊，如何進入研究阿茲海默症的檢驗，其實有很長的因緣和直接的動機。

　　我們在臺師大光電所的團隊，主要成員有本人、楊鴻昌教授（臺大）、洪振義教授（中興）、以及楊謝樂教授（臺師大）。在與臺大醫學院邱銘章教授認識前，我們已經能夠在實驗室合成非常高品質而且均勻的磁性流體（奈米粒子），以及利用SQUID感測元件的超導電子學來設計各種量

測儀器。因為以SQUID為感測元件，靈敏度大約是電子儀器的1000倍，最適合拿來量測微弱的生物體訊號。

以上我們的這兩種研發成果當時是站在世界的頂端，而當時也正是全球超導電子學朝向用磁性流體來進行免疫檢測的萌芽時機。機會是給準備好的人的，在試過當時已存的磁性檢驗方法後並不滿意，為了能更有效而精確的量測磁性訊號，我們自行研發了IMR的方法，並且利用磁性粒子結合抗體的試劑來檢驗各式抗原或生物標記。但，能進入阿茲海默症檢測的研發，直接原因就是邱銘章教授。他在一次會議中問我們有沒有辦法量到血液中阿茲海默症的生物標記。我回答說不知道，可以試試看。從此，開啟了阿茲海默症檢測的研究和成立公司，同時也進入了醫療研發的推廣階段。

但是，只有學術研究的創新研發，無法達到造福世人的目標，必須將研究成果推向產業。而成就產業的過程大約可分為四個階段，除了創新研發外，接著是技術推廣、產業整合以及市場爆發。除了基礎學術的創新研發須要有長時間的奠基工作外，後續創新性醫療的推廣和市場更是一條相當困難的漫漫長路。

最後，我要誠心地感謝後續願意繼續接力的所有人，尤其是我和楊鴻昌教授的得意門生楊謝樂博士，他將是唯一願意跑完全程的那個人。

Pursuit of Blood Based Biomarkers for Alzheimer's Disease: The Future is Now

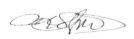

Marwan N. Sabbagh
MD, FAAN, CCRI, Director
Lou Ruvo Center for Brain Health-
Cleveland Clinic Nevada, US

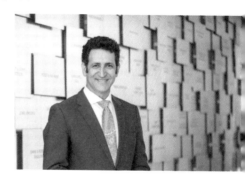

In an ideal world a diagnosis of prodromal Alzheimer's disease (AD) or fully symptomatic AD dementia would not heavily or exclusively rely on clinical phenotype or presentation or the interpretation of bedside cognitive tests that lack precision and would rely on disease specific biomarkers. Such biomarkers are developed and approved for the cerebrospinal fluid (CSF) compartment and for imaging but are not commonly used.

CSF A β 42, total(t)-Tau, and phosphorylated(p)-Tau have been established as the biomarkers for identifying AD dementia and prodromal AD. These CSF biomarkers correlate well with positron emission tomography (PET) of amyloid pathology and postmortem brain AD pathology.

Blood-based Alzheimer's disease (AD) biomarkers could have strategic roles in identifying suitable subjects before enrolling for neuroimaging in the clinical trials of disease-modifying therapeutics. Among the candidates for plasma biomarkers, the core AD markers such as amyloid beta (A β) and Tau have been most investigated. Recently, novel approaches and new technologies that increase the sensitivity and accuracy of the measurement of plasma amyloid and 40 total Tau (t-Tau), and phosphorylated Tau (p-Tau 181) and neurofilament light (NFL) have emerged. Further, combining plasma markers in ratios or products (e.g. A β 42/A β 40 or p-tau181/A β 42, t-TauxA β 42) is improving clinical specificity and sensitivity. There would be tremendous value to creating biomarker panels as screening tools for assessment of AD pathology much like a HbA1C or PSA would be for their respective diseases.

The establishment of these AD pathological components as the plasma biomarkers has been impeded by issues of assay sensitivity and specificity and detection thresholds (into the picogram and femtogram range) because the levels of plasma A β 42 and Tau species are less than one tenth of their levels in CSF. Moreover, plasma is a more complex media than CSF, which contains abundant proteins and lipoproteins-associated molecules that could affect the measurement. Recently, several new technologies and approaches to measure plasma A β 42 and t-Tau have emerged, providing opportunity to reassess whether the core AD markers could be also useful in plasma. These technologies include the immunoprecipitation and mass spectrophotometry (IP-Mass), proprietary ELISA, single molecule assay (SIMOA), and immunomagnetic reduction (IMR) assay.

Understanding this fast moving and rapidly advancing field is paramount because the current approach will be supplanted by a tiered biomarker based approach in the near future. This will result in increased precision and confidence in a diagnosis.

My team has been collaborating with the author of this book, Dr. Charles S.Y. Yang, who is the inventor of the ultra-sensitive assay technology: immunomagnetic reduction (IMR), for several years. We published the first results of US subjects using IMR for exploring the levels of plasma Ab42 and t-Tau in 2017. I am so impressive with the results which show incredible consistence between plasma biomarker levels and clinical diagnosis. We are so honor to be the first party using IMR assay in US. We believe IMR assay for plasma biomarkers of AD would show clinical impact in near future. Charles and me have the same dream: spread the plasma-biomarker tests for screening AD. Thus, it would be possible to find the patients at very early-stage AD. With interventions, the life qualities of the early-stage AD patients could promisingly be maintained.

As described in this book, Charles is promoting the plasmas-biomarker IMR screening for AD not only in Taiwan and US, but also in Europe, Japan, China, and Australia. Such work is so important because AD is a global disease. It will become more significant because the human sociality is aging. At the end, I would like to cite the words said by Charles: "As a scientist like Charles, we have to something helpful and good for the human society, especially for the senior people who have devoted themselves to the human society for several tens of years. We have to try our best to keep them well and standing on their dignity as they become aged."

推薦序六

Biomarkörer i blod för Alzheimers sjukdom –en revolution inom Neurokemin

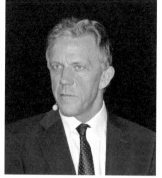

Kaj Blennow, MD, PhD
Professor
Clinical Neurochemistry Lab
University of Gothenburg, Sweden

Alzheimers sjukdom (AD) är den vanligaste demenssjukdomen, och karakteriseras av amyloid plack (A), tau patologi i form av tangles (T) samt neurodegeneration (N) enligt det så kallade A/T/N-klassificeringssystemet. Det har skett en betydande progress avseende biomarkörer för AD, dels i form av likvoranalyser, dels i form av PET metoder. I likvor ses en sänkt nivå av A β 42 tillsammans med en ökning av tau och fosforylerat tau vilket kallas " Alzheimerprofilen" . Dessa biomarkörer ligger till grund för den nya biologiska definitionen av AD som bygger på identifiering av A/T/N patologier med hjälp av biomarkörer. Både likvortesterna och PET-teknikerna kan med hög säkerhet påvisa amyloid plack och tau patologi.

阿茲海默症其實離你不遠：創新科技讓你提前預防失智症

Det är tydligt att mer lättillgängliga och billigare (PET-undersökning utförs endast på högspecialiserade centra, och innefattar en exposition för strålning) biomarkörer än PET vore värdefulla, inte minst i primärvården. Det krävs också träning och rutin för att göra en lumbalpunktion, vilket gjort likvortester svåra att implementera.

På senare år har det gjorts stora framsteg för att mäta dessa biomarkörer i vanliga blodprover. Mycket lovande data finns för plasma P-tau, som visar en hög samstämmighet med tau PET för att påvisa tau patologi av alzheimertyp, och även plasma A β 42 visat en hög diagnostisk träffsäkerhet. Plasma NFL är utmärkt markör för neurodegeneration, som kan användas för att påvisa eller utesluta denna typ av sjukdomsprocess. Denna utveckling är av mycket stor potentiell betydelse, då det finns ett stort hopp att vi snart har nya läkemedel som bromsar påverkar de centrala sjukdomsprocesserna vid AD, i första hand antikroppar mot amyloidpatologi, men även läkemedel som är riktade mot tau patologi testas idag i kliniska prövningar. Kommer denna typ av sjukdomsmodifierande behandling att bli tillgängliga i kliniken kommer blodtester för AD att spela en mycket viktig roll för att screena vilka patienter som kan komma att få behandling med denna nya typ av läkemedel.

Blodbiomarkörer kan mätas med flera olika tekniker, så som immunoprecipitering kombinerat med masspektrometri (IP-MS), single molecule array (Simoa), och immunomagnetisk reduktion (IMR). Författaren av denna bok, Dr. Charles S.Y. Yang, har utvecklat IMR tekniken, vilket är en mycket lovande ultrakänslig analysmetodik.

Jag har samarbetat med Charles sedan 2017. Redan år 2018 publicerade vi tillsammans en artikel om korrelationen mellan Ab1-42 mätt med IMR i plasma och likvor. Detta är den första artikeln om plasma AD biomarkörer mätt med IMR på europeiska patienter. Vi har fortsatt vårt samarbete, och har idag ett IMR instrument på Laboratoriet i Göteborg för att utvärdera nya AD biomarkörer i plasma och validera deras kliniska betydelse.

Charles är en pionjär vad gäller blodbiomarkörer och arbetar engagerat och framgångsrikt med att främja IMR metoder som screeningverktyg vid neurodegenerativa sjukdomar. Han och hans team på MagQu har organiserat flera internationella symposier, exempelvis i Taipei år 2016, Chicago år 2018, och i Lissabon år 2019. Jag har uppskattat att få fungera som Chairman vid flera symposier, som jag upplever har bidragit mycket till att öka medvetenheten om betydelsen av blodtester för Alzheimer och Parkinson.

Jag ser fram emot att Charles och hans team på MagQu fortsätter med den viktiga och framgångsrika utvecklingen av biomarkörer i blod, liksom deras fortsatta engagemang i vetenskapliga symposier för att stimulera utbyte av state-of-art kunskap om neurodegenerativa sjukdomar. Min förhoppning är att analys av blodbiomarkörer med IMR och andra ultrakänsliga tekniker kommer att vara till mycket stor hjälp för de läkare som arbetar med Alzheimerpatienter, genom att förenkla och öka träffsäkerheten av diagnostiken, och därigenom ge de patienter som lider av sjukdomen möjlighet till att kunna få en tidig behandling med effektiva läkemedel.

阿茲海默症其實離你不遠：創新科技讓你提前預防失智症

壹、腦袋生病了

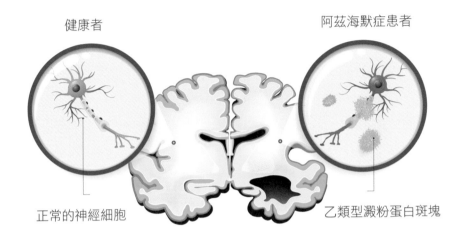

健康者　　　　　　　　　　　　　　　阿茲海默症患者

正常的神經細胞　　　　　　　　　　　乙類型澱粉蛋白斑塊

「兒子啊！我胸口悶悶的，不舒服。」「媽媽，別擔心，我帶您去醫院給心臟科醫師好好檢查一下。」

「媽媽！我眼睛痛。」「走，我們去找眼科醫師。」

「老婆，我吞口水時喉嚨會痛，我去隔壁給耳鼻喉科看一下。」

這些對話經常出現在日常生活中。當我們身體健康出現一般狀況時，可以清楚地找對醫師，不會掛錯號。但有種症狀發生時，你可能不知道去掛哪一科？甚至忽略這種症狀，因為它不痛不癢。

一、忘了

　　到了準備晚飯的時間，貼心的春嬌阿嬤想煮些茂發阿公愛吃的菜，於是歡喜又熱情地問阿公想吃甚麼？阿公沉默不語，遲遲沒回答，搞得氣氛有點尷尬。最後阿嬤等得不耐煩了，脾氣一上來，打壞了原本的快樂晚餐。其實阿公不是不想理會阿嬤，更不是要冷回應阿嬤的熱情，阿公只是在想，午餐吃了甚麼？不想晚餐吃的與午餐一樣。但不管阿公怎麼努力地回想，甚至從早餐開始想，試著自己想起午餐時桌上的菜色，但阿公對午餐桌上的擺設依然是空白一片。最後阿公還問阿嬤：「我們有吃午餐嗎？」阿嬤被搞得更生氣，氣憤地回阿公說：「煮給你吃不如煮給狗吃，用心幫你準備午餐竟然還忘了！」

　　很明顯地，阿公無心的忘了「午餐」，導致與阿嬤間尖銳的衝突，喪失了甜蜜的兩人時光。我們的生活中，也會忘了些事，出門後驚覺忘了帶鑰匙、起床後忘了眼鏡放哪裡、加班時忘了與朋友的餐會、上菜市場忘了買香菜、要打電話時忘了號碼……等。「忘了」不會讓身體疼痛，不會讓你行動不便，但會讓人很困擾、影響社交，也會讓當事者對自己生氣，譴責自己為何會忘東忘西，嚴重者還會逐漸喪失自信心。那「忘了」是不是一種疾病？

　　不必過度擔心，也不必害怕「忘了」。忘了是天性，從小就跟我們在一起。小時候有忘了，說是神經大條；年輕時有忘了，說是漫不經心；中年時有忘了，說是事情太多；老

年時有忘了，就該定期給醫師檢查，千萬別忽略忘了。

　　阿公的「午餐」到底到哪去了？讓我們化身成奈米小超人──小樂，飛進阿公的大腦中，找找午餐在哪裡。小樂在阿公的大腦裡飛啊飛，飛過左腦到右腦，玩得不亦樂乎，最後來到一個像電腦裡記憶體的地方，醫學上稱它作「海馬迴」（Hippocampus），這個地方存放著阿公所見所聞的色香味。小樂在那裡逛啊逛，看到剛剛阿公與阿嬤吵架的可愛畫面、看到阿公早上到公園散步時與鄰居聊天的內容、看到阿公下午看的電視，但小樂卻找不到阿公午餐吃的菜色。在這裡找不到的東西，就會忘了！

　　忘了是腦袋內的記憶功能休工，偶發的暫時性休工引起偶而的忘了，這是正常的大腦運作；但經常性的休工或長期性的休工，那大腦就生病了。一旦會嚴重性地忘東忘西，你知道要去看哪科醫生嗎？內分泌科？一般內科？還是心臟科？其實都不是，請到醫院找神經內科醫師，而且要指定記憶門診，才能得到正確的醫療診斷或照護。

　　雖然每個人都會被「忘了」纏上，但忘了似乎特別喜歡與上了年紀的人一起生活。一旦被忘了附身，就會得到阿茲海默症（Alzheimer's disease），接著忘了就會把這個人腦中所儲存一輩子的點點滴滴，如考第一名的榮譽、與女友分手的悲傷故事、小孩誕生那一刻的喜樂、拿到第一份薪水的成就感等，慢慢地啃蝕掉，無聲無息地清除這個人的過往人生，幾乎讓人生歸零。除吞蝕掉喜怒哀樂之外，忘了也會讓這個人把另一半、兒孫都當成陌生人，甚至忘了自己是誰，以致讓這個人即使住在家中，也會因為對周邊的親人及環境都產生了陌生感，導致心靈不安，不再信任這些人，不時地與家人起衝突。前幾天傳來阿嬤的抱怨文，細說著阿公打電話向嫁出去的小女兒告狀。阿公在電話中哭哭啼啼地哭訴著，說阿嬤偷了他的錢，還經常不煮午餐給他。由於沒有同住的小女兒不了解阿公的大腦已經出了狀況，於是與阿嬤起了口角與爭執，著實造成家庭很大的困擾。

　　忘了到底喜歡年紀多大的人？50、60、還是70歲？

　　根據國際阿茲海默症組織的調查報告，目前阿茲海默症的好發期是65歲，約每20位65歲的人群裡，就有一個人被忘了附身。若是80歲以上的人群裡，大約每4至5位老人家就有位罹患阿茲海默症。試想，每個家庭的經濟支柱大都是40至50歲的夫妻，這對夫妻雙方父母若都健在，也都會將近80歲了。以罹患機率來說，這四位中很可能就有一位患有阿茲海

默症，那麼這個家庭就得面對阿茲海默症。因此，阿茲海默症已然悄悄地走入每個家庭。阿公遺忘午餐的案例，或因此引起親人間不必要的誤會與紛爭，也會默默地在每個家庭上演。

忘了在全球的蔓延既廣大又快速。目前全球患有阿茲海默症的總人數超過四千萬名，女性患者是男性的1.5至2倍。

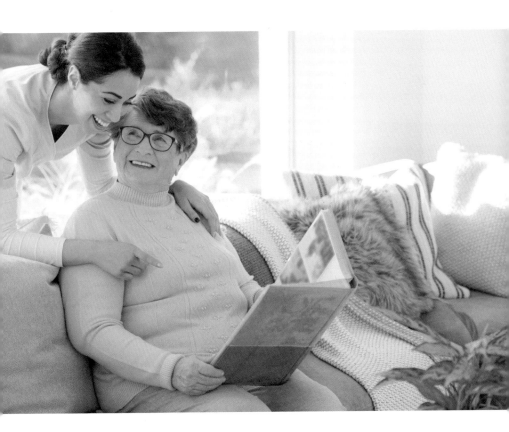

1

照護阿茲海默症患者，不僅勞命，更是傷財，這四千多萬患者每年照顧成本超過美金六千億元，這些錢足夠建造310座臺北101，相當驚人！國際阿茲海默症組織的調查報告也指出，每3至4秒就會有個新案例，也就是一般人心臟跳動四下後，這地球上就會有個人得到阿茲海默症。以這樣的成長速度，預計在2030年會增加到6600至7600萬名患者，到2050年時將會超過1.15億名的阿茲海默症病患。更可怕的是，這些阿茲海默症患者有一半以上會是在亞洲，亞洲將成為全球阿茲海默症重鎮，美洲與歐洲則會不相上下，分居第二、三名。這些駭人的預測不僅提醒每個家庭對阿茲海默症都必須要有所警覺，更是每個衛生與社服主管單位必須要提前做出適當的應變工作。

忘了不會傳染，我們不必害怕，更不必抗拒與患者共處，反而應該給予更多醫學、生活及心靈上的照護與關懷。千萬不要讓曾經在年輕時把自己數十年的寶貴時間貢獻給家庭社會後，換得一個沒有任何回憶的空白晚年，於心不忍！

　　阿公在日常生活上發生忘了的頻率越來越高，除了會忘了午餐，也會忘了一些令阿嬤吃驚的事。阿公年輕時是銀行行員，後來以協理一職退休，因此數鈔票幾乎是專業級的，數得非常精準，一點都不會錯。但前天阿嬤拿了十張百元紙鈔給阿公數時，看到阿公從一數到十一。阿嬤以為阿公在逗她，故意跳過8，於是請阿公認真的再數一次，而且請阿公大聲的唸出來。這次阿公一樣清楚地唸著1、2、3、4、5、6、7、9、10、11，還回阿嬤說：「這裡總共是1100元。」阿嬤冒青筋的吼阿公：「這裡明明就只有一千元，怎麼數成1100元，連數鈔票這種小事都不會，真沒用！」阿公也氣沖沖的回阿嬤：「我數鈔票的時間比你煮飯的時間還要長，不會數錯，這裡就是有1100元。」阿嬤與阿公又吵架了！但我們都可以看出，阿公真的忘了「8」了！看來8應該已經不住在阿公的海馬迴了。

　　阿嬤連忙打電話給小兒子，告訴他阿公忘了「8」這件事，這樣外出買東西時，很容易算錯錢，很擔心阿公與店家起爭執，希望小兒子能幫忙想想辦法。兩人討論後，決定從那時候起，最多只會讓阿公身上帶著700元，但這卻造成阿公生活上很多的不便，偶而還會抱怨說：「我堂堂也是個銀行協理退休，身上只帶700元，要請朋友吃頓飯都不夠，真沒面子。」

其實阿嬤擔心不止這件事，因為她發現，阿公有些天的晚上不想睡覺，反而在白天呼呼大睡，搞得阿嬤晚上無法好好睡，體力日漸不足，有時還會有暈眩的症狀。曾有幾個晚上，阿公又醒來了，還用力地把阿嬤踢下床，並斥罵她說：「妳這不要臉的女人是誰？幹嘛跑來我家？還睡在我旁邊！」當時阿嬤面對已經結髮數十年的老伴這般無理取鬧，十分無奈；更覺得阿公竟對她做出污辱的舉動與謾罵，心痛欲絕，黯然流下眼淚，夜裡望著蒼天自問：「我到底造了什麼孽，讓我老公這麼狠心的欺負我！」不僅如此，阿嬤又觀察到阿公想要用遙控器打開電視，都得花上十幾分鐘，常常還會生氣地摔掉遙控器，大聲向阿嬤叫囂：「遙控器沒電了，也不換電池，妳是怎麼管這個家的？」阿嬤實在很難接受昔日意氣風發的老伴，現在竟然連使用電視遙控器都有困難，更難面對阿公無俚頭的發脾氣。阿嬤現在就像跟一顆不定時炸彈生活在一起，不僅心理上有很大的壓力，身體更無法負荷每日的折磨，逼的同時阿嬤自己都得去找醫生，以免為了照顧阿公的同時，也累垮了自己。阿嬤心裡憂心著，萬一自己倒了，誰來照顧老伴？

醫生耐心地聽著阿嬤訴苦，讓長年來滿腹的辛酸與無奈慢慢地宣洩。阿嬤甚至自怨自艾地向醫生說：「我這輩子到底做了什麼壞事？還是欠他什麼債？要讓他這麼折磨我？我真的很難受，真的想和他做個了斷，但不下了手啊！」阿嬤的心理糾結與身體疲憊已經到極點了，若再得不到適當的協助，勢必會因阿公的阿茲海默症而崩潰。

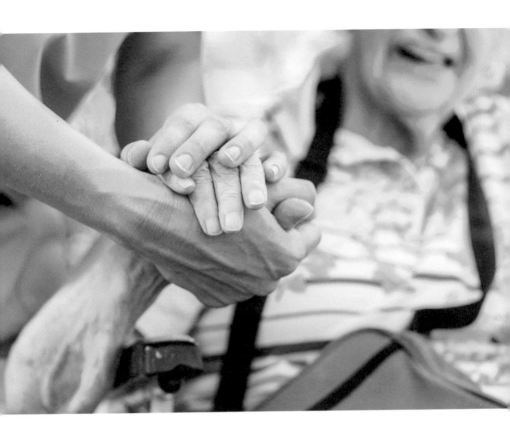

　　阿嬤所面臨的困境，其實是一般阿茲海默症患者家屬常見的真實寫照。根據臨床調查，症患者之照顧者所受到的身心傷害不見得比患者本身低，有些照顧者還可能因心力過度交瘁，而比患者提早死去。因此，在面對該症時，除了照護患者外，對於照顧者的教育，例如對它的正確認識、與患者的溝通技巧、如何適時地讓自己抽離、適當地請求專業協助等，也應該有健全的配套措施與推廣，千萬別讓照護者也變成患者。

1

四、警覺

　　阿茲海默症與其他疾病不同，初期的症狀不會像感冒能讓患者有喉嚨痛、頭痛、全身痠痛的不適症狀，也不會像糖尿病讓患者血糖上升，更不會像腸胃炎讓患者拉肚子。初期幾乎毫無症狀，但若小心觀察，偶而還是會在行為上表現出異常的症狀。早期察覺，儘早處理，可把所有的傷害降到最低。

　　經專業醫師指出，阿茲海默症患者會表現出下列幾種異常的行為特徵或認知退化。為了讓大家能深刻認識這些異常行為，我們特地舉了許多例子來說明。

1. 記憶減退影響到工作

　　例如從偶發性的忘了變成經常性的忘了，即使經過提醒也無法想起該事件，導致諸事不順。

2. 無法勝任原本熟悉的事務

　　例如阿公雖然當過銀行行員，但數鈔票有困難；或例如廚師不知如何炒菜。

3. 言語表達出現問題

　　經常無法精準地講出簡單的辭彙，會以替代方式說明，例如無法講出阿明是郵差，只能說出阿明是送信的人。

4. 喪失對時間、地點的概念

　　這是阿茲海默症患者最典型的異常行為。阿公晚上睡不著就是因為對時間感的錯亂；在自家附近迷路，找不到路回家，就是空間感壞了。

5. 判斷力變差、警覺性降低

　　例如開車遇到十字路口時，轉彎後經常開到對方車道或出現驚險畫面；或與陌生人簡單交談後，就答應借錢給陌生人。

6. 抽象思考出現困難

　　阿公忘了如何使用電視遙控器，就是個明顯的例子；又例如對日常生活用品如微波爐、電鍋、瓦斯等的操作有困難。

7. 東西擺放錯亂

　　如手機放在廚房的櫥櫃裡、鑰匙放在微波爐裡、眼鏡放在冰箱裡、到處塞錢等。

8. 行為與情緒出現改變

　　會因為不明原因或不重要的小事情，造成情緒很大的起伏，例如阿公因對使用電視遙控器有困難就對阿嬤叫囂。平常行為端正的人會隨地吐痰、隨手亂丟垃圾、在商店中拿了東西卻沒付錢。

9. 個性改變

　　例如原本活潑外向的變得沈默寡言；原本樂與人為善的變得疑心病重；原本謹言慎行的變得口無遮攔或失去自我克制力。

10. 活動及開創力喪失

　　變懶散了、變消極了，需要一直催促才會參與活動或討論，即使對原本很有興趣去做的事也變得無精打采。例如原本愛運動的在朋友熱情的邀約下，也懶得去運動場打球，只想宅在家發呆。

　　以上所描述的異常行為或認知退化，患者自己是很難察覺的，往往要倚賴身邊一起生活的人，願意花心思仔細觀察，方能在異常行為或認知退化表現的初期，立即警覺到，並力勸當事人儘快找專業醫師就診，對病情有所控制。這裡頭其實暗喻著獨居老人會輕易地錯過異常行為，或認知退化出現的初期，以致病情快速惡化。另外，也要對民眾加強對阿茲海默症行為異常特徵的教育推廣，讓大家對這些異常行為及認知退化有充分的認識與敏感度。如此，我們就有機會發現早期阿茲海默症，及早給予適當的干預或照護，並讓照顧者有健康的心理來面對患者，可大大地避免照護者與患者間不必要的衝突與紛爭，阿嬤也就不會那麼辛苦與難過了。

五、危險

　　那天傍晚，阿嬤趁阿公在睡午覺，想忙裡偷閒，就走到鄰居麗鳳家，要找她聊聊天。阿嬤按了半天電鈴，就是沒人來開門。阿嬤很擔心又慌張，因為麗鳳阿嬤是一個人住，也就是所謂的獨居老人，不知麗鳳阿嬤會不會出了事？阿嬤繼續按電鈴，麗鳳終於來開門了。只見麗鳳穿著睡衣，頭髮也沒梳理，這讓阿嬤更憂心了，隨口問了一句：「現在已經是傍晚了，妳今天都沒出門嗎？該不會連中午都沒吃吧？」麗鳳只是搖搖頭，一句話也沒應地走回屋裡去。阿嬤趕緊跟上前去，心急地問麗鳳：「原本開朗的那個麗鳳到哪去了？原本傍晚都會去公園跳土風舞的麗鳳到哪裡去了？妳不可以這樣，趕快整理一下，跟我出門散散步。」

　　獨居，對老年家來說，是很不健康的生活模式，容易造成寡言、情緒低落，特別容易因為獨自一個人用餐而隨便吃，或飲食不正常，忽略營養，這些都是引發阿茲海默症的危險生活因子。現代社會，子女們往往無法留在家鄉工作，年邁的父母也不願意離開熟悉的生活環境，而搬到都市與子女同住。在無奈的現實生活壓力下，老年獨居的狀況變得隨處可見，再加上老化社會的來臨，這狀況變得越來越平常了，像阿嬤的朋友中，很多都已是獨居老人；你身邊的鄰居們，也不難找到獨居老人。所幸，社會局已意識到此問題，會經常派遣社工到獨居老人家聊聊天、關心生活起居，必要時，還會同衛生局醫護人員檢查獨居老人的身體健康。此

外，來自民間的支持力，例如里長們包遊覽車出外郊遊、社區活動中心舉辦卡拉OK大賽、當地廟宇的節慶拜拜與陣頭交流、教堂的聚會等，都讓年長者走回群體，提振精神、增強活動力，強化老人家的身心健康，讓他們遠離忘了。家庭支持力更不可少，子女給年邁父母的一則問候訊息，不僅溫暖了父母的心，也會讓父母回想起養兒育女的點點滴滴，無形中激發大腦的有氧運動，讓大腦更健康。

除了獨居，醫學研究指出還有其他幾項因素，是引發阿茲海默症的重要危險因子。例如年輕時期騎車貪快，不幸車禍，以致頭部外傷或嚴重腦震盪，腦袋的營養輸送與代謝恐怕就變差，年老後罹患阿茲海默症的機率比一般人高出四倍，因此，千萬得好好保護腦袋瓜，別讓它受傷。抽菸不僅傷害肺，造成身體血液中氧氣不足，雖然不會立即造成腦袋缺氧，但長久下來，也會慢慢地損壞腦袋；別再當老煙槍了，否則老後連自己的名字都講不出來。因此，當體內循環或代謝不好時，腦袋會漸漸生病，引發阿茲海默症。現在，讓我們跟著奈米小超人小樂到身體裡去，看看哪裡不健康時，會讓體內循環或代謝功能減弱。

小樂從手關節處的靜脈血管進入身體，血液將小樂緩緩地帶回心臟，再到肺，又回心臟，接著小樂被心臟噴出，來到了動脈血管。這時小樂大吃一驚，因為血管壁上堆積了很多黏黏的東西，搞得血管通道變得很小，連小樂都得硬鑽才過得去。許多原本和小樂一起在血管裡玩耍的營養分子們，都被這些黏黏的東西卡住了，根本到不了身體其他地方，營養供給不上。小樂在血管內所看到情況，是患有高血脂或心

血管疾病患者的真實情形。如果心臟不健康或血管粥狀硬化，血液就無法充分地流到腦袋，腦袋的細胞漸漸得不到足夠的養分，久而久之就會比健康人凋零的快，忘了也就不自覺的纏上你了！

　　根據專業醫師指出，不僅是有心血管疾病或高血脂的患者是阿茲海默症的高風險群，其他例如糖尿病、慢性腎臟病、肝指數過高、經常性慢性發炎、失眠、PS1/PS2/APP基因突變、APOEe4基因帶原等，都是引發阿茲海默症的危險因子。因此，若想要遠離忘了，就得讓自己的身體保持健康、不熬夜、有充足的睡眠、持續性的適當運動，並攝取足夠的養分以及參與社交活動，方能讓自己活得長壽、活得健康、活得有尊嚴。

六、家門不幸

　　阿茲海默症初期的眾多病症中，有項是行為異常。最常見的異常行為就是憂鬱、沒精神、意識不清楚，並時常伴隨著幻聽或幻覺。對初期症患者而言，這些現象並非持續發生，常是偶發性的。因此當這些異常行為發生時，經常被誤解為裝模作樣或是老瘋癲，造成家屬對患者的不理解與不悅。當異常行為發生頻率漸漸升高時，家人通常會以為患者不可理喻，明明身體就好好的，沒有疼痛，會吃會走會動，幹嘛每天抑鬱寡歡，甚至心情起伏很大，且常因幻聽或幻覺而喃喃自語，非常難相處。如果家人沒有具備正確的醫學知識，往往會以為患者突然的性情大變，是不是因為卡到陰，還是因為家族風水有問題，祖先們透過患者在傳達某種訊息。

　　當家屬往這方向揣測時，常因面子或道德問題，不敢向外界求助，而且會自認家門不幸，才會遇上這種事，心裡非常恐慌與無助，造成自身很大的壓力。有些誇張案例，家屬擔心被鄰居嘲笑，把患者關在家中，不讓患者與外界接觸，這其實會加速患者病情的惡化，讓患者與家屬關係越緊張，也更加重家屬的心理負擔與壓力，形成極度糟糕的惡性循環。家屬為排除這些心理負擔，普遍的作法是到求神問佛，請求神明趕快處理掉在患者身上不乾淨的東西，速速找回患者的三魂七魄，讓患者回神，恢復正常生活，殊不知這是患者腦袋生病了，不是卡到陰。令人惋惜的是，在上述許多不

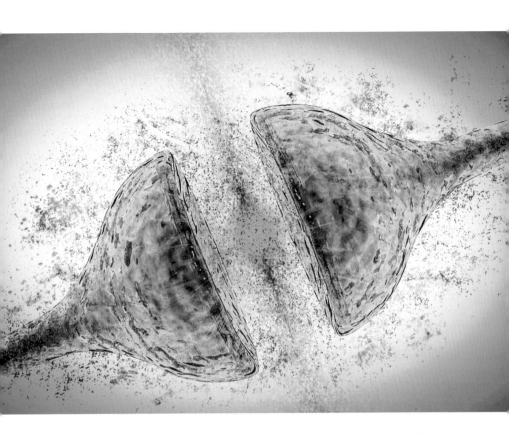

正確的觀念與處理下，延誤對患者的黃金時期，導致病情惡化，回天乏術，真的是神仙也難救了！

　　若觀念開放的家庭，面臨家中老者性情大變或表現出幻聽幻覺時，通常會求助於精神科醫師，把患者當作精神有問題來處理。然而，單是要請老者到精神科就診，就是道嚴峻的考驗。因為在傳統觀念上，到精神科就診的患者，應該就是瘋子，長者怎麼可能認定自己是瘋子，而願意去就診呢？家屬得連哄帶騙，甚至運用長者朋友的規勸，才有機會說服長者到精神科接受檢查。但找精神科醫師是正確的嗎？

1

經過數十年來的醫學證據顯示，失智症初期的異常行為，經常是精神上不正常。因此提醒大家，當家人發生憂鬱、性情大變、幻聽幻覺時，如果是去精神科就診，請務必與主治醫師討論，是否要請神經科醫師會診，才能正確判斷患者是精神出問題，還是腦袋病了。

　　另外，當家人發生異常行為，切記要樂觀面對，並且求助於專業醫師，不要再認為是家門不幸，更不要把患者關在家裡。目前臺灣推動長照政策非常徹底，各地方的區域醫院都有專業的醫護人員可供諮詢。請家屬一定要帶著患者到醫院走走，並接受詳細的檢查，方能找出真正的病因，對症下藥。

貳、看穿腦袋

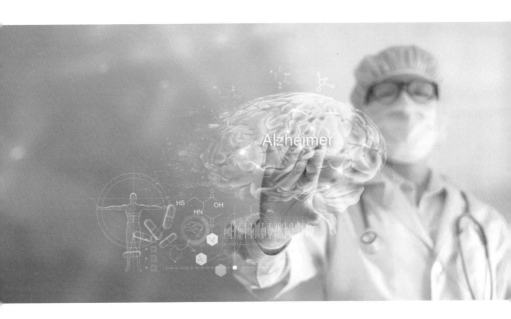

　　奈米小超人小樂在阿公的腦子裡，看到了他與春嬌阿嬤吵架的可愛畫面、看到早上在公園裡與鄰居聊天的內容、看到阿公下午看的電視內容，但小樂就是找不到阿公午餐吃的菜色。阿公明明吃過午餐，享受到色香味，這味覺一定會被留在阿公的腦子裡。但，小樂找不到它們，阿公也忘了它們，曾在阿公腦子的它們，跑去哪了？讓我們跟著小樂到阿公的腦子裡，看看發生甚麼事了。

2

　　小樂來到阿公腦袋的記憶體海馬迴，地毯式地搜索海馬迴的每一處，使勁地想找出午餐。但這一路上，就是沒遇到午餐。而讓小樂吃驚的是，阿公的海馬迴上有許多斑塊及死掉的神經纖維糾結，這些斑塊與神經纖維糾結是小樂從未見過的，於是小樂偷偷採下一些斑塊及神經纖維糾結，帶回奈米超人總部做成分分析。總部首席科學家阿米洛伊博士發布分析結果，這些斑塊的主要成分是乙型類澱粉蛋白（amyloid b），而神經纖維糾結的主要成分則是濤蛋白（Tau）。小樂出於好奇心，問阿米洛伊博士這兩種蛋白質是甚麼？

健康者

阿茲海默症患者

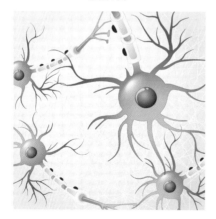
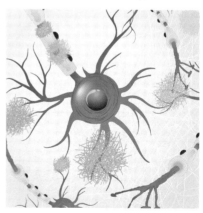

★阿茲海默症患者（右圖）及健康人（左圖）的腦神經元細胞。阿茲海默症患者腦中有許多類澱粉蛋白斑塊與神經纖維糾結。

博士專業地回答說：「細胞膜中有種蛋白質，我們稱它作前類澱粉蛋白質（amyloid precursor protein, APP）。APP蛋白質主要集中在腦細胞神經元的突觸細胞膜，其主要功能是來調控突觸的形成、神經可塑性及排出鐵原子。而當APP蛋白質被酵素分解後，會產生乙型類澱粉蛋白。乙型類澱粉蛋白是一個由37至49個胺基酸所組成的不可溶的纖維性蛋白質，它其實是個正常的代謝物，所有人大腦細胞突觸都會產生乙型類澱粉蛋白。乙型類澱粉蛋白是可被代謝出，釋放到腦脊髓液中，或透過血腦屏障流到周邊血液裡，也可以透過腦袋的淋巴系統流出大腦。但當大腦代謝功能異常、乙型澱粉蛋白有變異、腦袋大量產生乙型類澱粉蛋白時，它就會在大腦中累積，形成有毒斑塊，這就是小樂在阿公腦袋裡看到的斑塊。這斑塊特別容易聚集在海馬迴，因其有毒性而殺死海馬迴的神經細胞，就像毀掉記憶體的記憶磁區。因此，原本儲存在該處的內容，會因細胞損毀而消失。」阿公儲存午餐的細胞被斑塊給毒死了，也就不見了。

　　小樂滿心歡喜地聽博士這般詳細的解說，也藉此了解甚麼是乙型類澱粉蛋白，更知道病症形成的可能原因。

　　小樂接著又問道：「那甚麼是濤蛋白，它與阿茲海默症又有甚麼關係？」

　　阿米洛伊博士立即回答說：「濤蛋白假說是指引起病症的主因是濤蛋白發生異常。濤蛋白的主要功能之一是，維持神經元軸突微管的穩定性和必要的靈活性，以保證大腦正常運作。但當濤蛋白磷酸化後，它對軸突微管的穩定作用會大大降低；嚴重時，會導致軸突微管結構崩解，釋放出大量

的濤蛋白，神經元細胞也因此凋亡。這些因濤蛋白變質而死亡的神經細胞，就是小樂在阿公大腦裡所看到的神經纖維糾結。當這些不幸的事情發生在海馬迴時，就會引發阿茲海默症。」

博士繼續說道：「並不是乙型類澱粉蛋白斑塊一開始堆積，或神經元細胞因濤蛋白變質而凋亡的開始，這個人就馬上會表現出阿茲海默症的典型行為異常特徵。往往得等到海馬迴上的細胞死亡超過三成後，異常的行為與認知退化才會被表現出來。」

小樂機靈地搶了博士的話，說道：「那表示當患者出現行為異常或認知退化時，大腦細胞已經有很多都壞死了？」

博士點點頭地回答：「是的！」

就醫學症狀的觀點來說，腦神經元細胞的數量是遞減的，不會是一覺醒來，細胞突然死了一大堆。隨著凋亡細胞數目逐漸的增加，患者所表現出的異常行為，及認知退化也會越來越頻繁。起初這些症狀是偶發，時好時壞，這個時期我們經常稱之為輕度認知功能障礙。輕度認知功能障礙患者因不定時表現出異常行為或認知退化，有時在醫院接受行為及認知檢查時，恰巧表現出健康的狀態，也就被診斷為健康人，但回到家後，卻才出現異常狀況。因此，從行為觀察及認知測驗來診斷輕度認知功能障礙，其實準確率不高，容易遺漏患者。隨著病情加重，病症從時好時壞演變成持續性的發生，這時我們稱之為阿茲海默症期。

博士接著又說：「當腦細胞大量死亡後，很難復原。這代表當患者出現嚴重異常行為或認知退化時，很難恢復健康

阿茲海默症其實離你不遠：創新科技讓你提前預防失智症

時的功能。為免造成不可挽回的損傷，最好在乙型類澱粉蛋白或濤蛋白濃度有異常時，就能察覺，這才是對阿茲海默症的早期檢驗，以便儘早做出對抗的措施。」

2

　　大腦是非常特殊的器官，我們不能像檢查其他器官那樣，輕易地把攝像機放入大腦裡。比如說，當我們胃痛時，可以去照胃鏡，看看胃是否有潰瘍或穿孔的症狀。經常拉肚子，甚至到了血便現象，可以去照內視鏡，好好地檢查腸子有無損傷。但我們沒辦法像小樂一樣，鑽入大腦裡看看有沒有乙型類澱粉蛋白斑塊或神經纖維糾結，這確實讓醫生對診斷輕度認知功能障礙或早期阿茲海默症，感到很棘手，只能等到患者表現出異常行為或認知退化時，才能察覺。

　　難道我們真的沒辦法從腦袋外透視腦袋內的乙型類澱粉蛋白斑塊，或神經纖維糾結嗎？這麼簡單的問題，花了好幾十年才解決。

　　現在對大腦斑塊的檢驗，有種叫做類澱粉蛋白正子造影技術，可照出大腦內斑塊累積的位置；另一種叫做濤蛋白正子造影，可看到大腦中的神經纖維糾結；還有的則是核磁共振影像，可實際觀察到大腦各部位因神經細胞異常凋亡，而導致的萎縮現象。這些造影技術通稱為大腦透視照相，從外透視顱內的影像，不必開刀，不必使用內視鏡，安全又方便。

　　阿嬤的小兒子一知道有這些檢查，立即帶著阿嬤與阿公到醫院去。在記憶門診醫師及臨床神經心理學醫師對阿嬤與阿公的詳細問診後，安排一個月後再回到醫院做這些造影項目檢查。醫生細心地向他說明：「因為類澱粉蛋白及濤蛋

白正子造影都需要施打具低劑量輻射性的顯影劑，且費用不低，建議現階段你們選擇一種檢查就好，若結果出來後，需要加做，我們到時候再做。」於是小兒子為阿嬤及阿公選擇的類澱粉蛋白正子造影，另外再配合核磁共振影像檢查。

　　檢查當天，醫院人員從凌晨三點起，就開始準備類澱粉蛋白正子造影所需要的顯影劑。約莫到了十點鐘，小兒子帶著阿嬤與阿公來到了醫院。但一閃神，阿公不知道哪去了？眼看就要輪到阿公與阿嬤做檢查了，得趕快施打顯影劑，不然顯影劑會因存放時間太長而失效，不能使用。不僅得照樣付錢，還得再等一個月後才能輪到做檢查的機會。於是阿嬤與小兒子，就連護士小姐們也心急地一同尋找阿公。終於在醫院的地下室美食街找到阿公，阿公正癡癡地看著小朋友吃冰淇淋，嘴巴還張得大大的。大夥看到這場面，既生氣又安心。在阿嬤唸了阿公幾句後，大家趕快帶阿公去做檢查。

　　在施打顯影劑前，醫師親切地跟阿公與阿嬤解釋：「這針打了後，全身會覺得熱熱的，這是正常現象，不必擔心。但如果真的很難受，一定要告訴護士小姐或醫生。」在醫護人員專業且貼心的作業下，阿嬤與阿公順利地完成類澱粉蛋白正子造影及核磁共振影像檢查。醫師請小兒子下週帶阿公和阿嬤來看報告。

　　一星期之後，三人抱著忐忑的心情回到醫院看檢查報告，醫生拿出圖片說道：「這份結果是阿嬤的，核磁共振影像顯示腦袋結構很飽滿，沒有顯著萎縮的現象，很健康，雖然在腦皮質厚度有些變薄，但這是正常老化的變薄，不必擔心。」繼續說道：「正子造影的結果也很乾淨，沒有明顯的

x

斑塊，阿嬤的大腦很健康，放輕鬆就會吃到百二。」阿嬤一聽到醫生這麼說，非常的高興，但心裡擔心阿公的狀況，連忙急著問醫生：「那我老伴的檢查結果怎樣？」

　　醫生望著電腦螢幕上顯現出來的圖片，眉頭一皺，最後還嘆了口氣，語重心長地回覆阿嬤：「阿公的腦袋瓜有好幾處都有明顯萎縮，特別是海馬迴，這也就說明阿公為何經常忘記事情。另外，看看這正子造影的片子，到處都紅通通的，這表示阿公的大腦裡堆積了很多類澱粉蛋白斑塊，這是典型阿茲海默症的腦袋影像。」

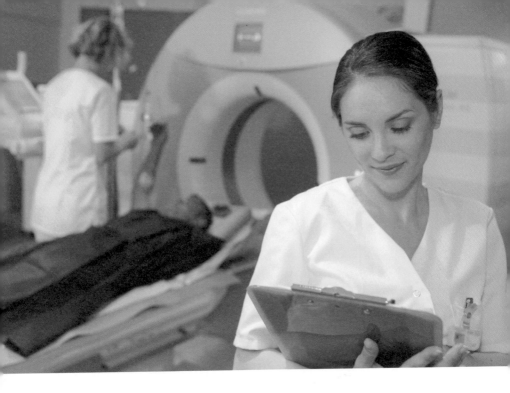

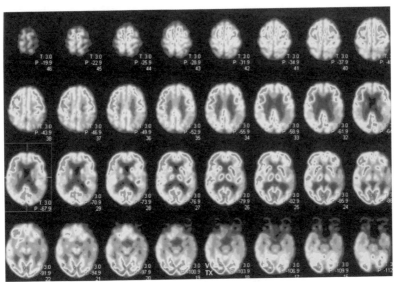

★乙型類澱粉蛋白正子造影可看出腦袋中乙型類澱粉蛋白的沉積情形。影像中紅色區域代表有乙型類澱粉蛋白沉積。

2

阿公聽到醫生這段話，非常沮喪地對阿嬤說：「我已經變成笨蛋了，已經不中用了，你們不用再理我了，我會拖累你們的。」

　　這些話聽在阿嬤及小兒子的耳裡，心頭是多麼刺痛。兩人不自覺地心頭一沉，心裡明白必須嚴肅地面對阿公腦袋真的生病了，更須面對阿公自暴自棄的心理疾病。但小兒子不死心地問醫生：「有沒有其他檢查方式，進一步確認阿公是不是真的得到阿茲海默症？」醫生直接了當地回答：「有其他方式，但要住院，且風險性比較高，願不願意試試？」

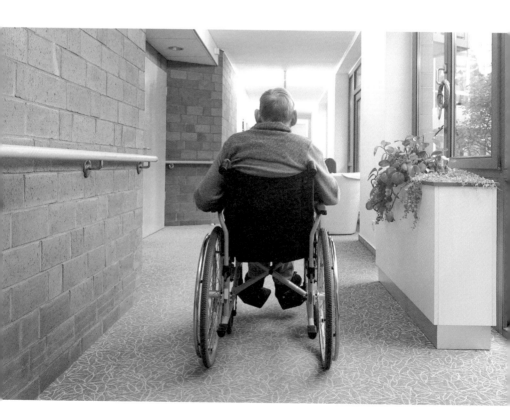

三、穿刺

　　小兒子與阿嬤聽到醫生說風險較高，其實有點畏怯，但還是鼓起勇氣詢問醫生是甚麼樣的檢查？醫生回答說：「腦脊髓液生物標記檢驗，也就是檢驗脊髓液中乙型類澱粉蛋白與濤蛋白的濃度是否異常。」

　　小兒子與阿嬤都不是醫事相關人員，聽不懂醫生的話，於是繼續請教醫師：「可以再講詳細一點嗎？」

　　醫師回答說：「就是在腰椎部進行脊髓穿刺，抽取脊髓液，然後交由檢驗科，檢測脊髓液中乙型類澱粉蛋白與濤蛋白的濃度。」又道：「這小手術需要做半身麻醉，而且手術後要留院休息及觀察。」

　　阿嬤張大眼、提高音量地回醫生說：「夭壽喔！那不就是抽龍骨水？阿公又沒有得到腦膜炎，幹嘛抽龍骨水？這個醫生心腸真壞。」

　　小兒子擔心醫生會因阿嬤的失禮而生氣，趕快道歉，並安撫一下阿嬤。但自己也驚訝地問醫生：「留院觀察？難道脊髓穿刺會有危險嗎？」

　　醫師心平氣和地說：「脊髓穿刺可能會有些副作用，例如頭痛、頭昏、噁心、嘔吐、頸肩痛、腰痠、小腿痠痛等症狀，尤其是站立或坐著時症狀加劇，這些統稱為穿刺後症候群。但別擔心，一般人在醫院住一個晚上後，就會沒事了！」

2

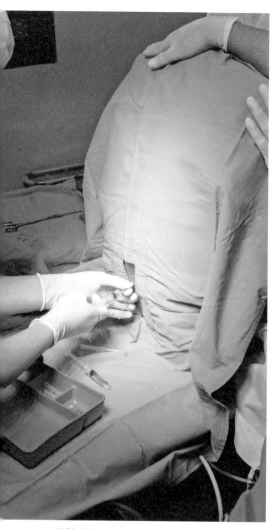

★脊髓穿刺示意圖

　　阿嬤既擔心又害怕，總覺得抽脊髓液會是把阿公的精氣神都抽走，讓他的身子越來來越衰弱，只剩下有體沒魂的老伴。雖然小兒子力勸阿嬤讓阿公做脊髓穿刺檢查，以便讓醫師有更多的資訊，以能充分掌握阿公的病情，但阿嬤的傳統觀念牢不可破，根本沒有商量的空間，於是放棄這樣的檢查。阿嬤這種不正確的觀念，在亞洲是非常普遍，也是長久以來的信仰。因此在臨床檢驗上，幾乎所有人都非常排斥使用脊髓穿刺，來篩檢輕度認知功能障礙或阿茲海默症。

　　其實，比起正子造影或核磁共振影像檢查，腦脊髓液生物標記檢驗更有機會提早發現阿茲海默症，

甚至對輕度認知功能障礙的篩檢，也更準確。因為，在斑塊堆積前或海馬迴萎縮前，腦袋中的類澱粉蛋白或濤蛋白濃度就會開始異常，這濃度的異常會表現在腦脊髓液中。所以透過檢驗腦脊髓液中的類澱粉蛋白或濤蛋白濃度，就可發覺極早期的輕度認知功能障礙。況且，大腦透視照相的儀器相當昂貴，數量有限，並不是每家醫院都有這儀器。阿嬤與阿公只等了一個月就可接受檢查，算是非常幸運的，一般都得等上3至6個月，這3至6個月間患者與家屬心中的恐懼與期待是多麼的難受。反觀脊髓穿刺檢查，雖有點風險，但幾乎每家醫院都可以操作及檢查，普遍性高得多，適用於大規模的篩檢，對防治阿茲海默症很重要。

　　臨床研究結果顯示，愈早發現罹患輕度認知功能障礙或早期阿茲海默症，對該患者的各種治療會越有效。可惜由於傳統觀念的束縛，這樣的輕度認知功能障礙或阿茲海默症極早期篩檢方式，無法落實，錯過疾病黃金干預期，讓社會與家庭必須付出更大的成本與代價來照顧患者。

2

　　難道除了腦脊髓液外，不能用血液或尿液來驗乙型類澱粉蛋白與濤蛋白嗎？

　　根據博士的專業解說，與阿茲海默症有關的乙型類澱粉蛋白與濤蛋白，大都存在腦袋內及腦脊髓液中，但並不表示不存在其他地方。這兩種蛋白質會透過血腦屏障或腦淋巴系統，流到周邊血液裡，有機會從血中驗到這兩種蛋白質。

　　如果真如博士所說，怎麼在醫院裡我們不做抽血檢驗，反而還要接受脊髓穿刺檢查？

　　經過十幾年來的研究開發，發現血裡頭這兩種蛋白質的濃度比在腦脊髓液中的濃度低很多，大約只剩下5％。可以想像一下，一杯檸檬原汁酸的讓你幾乎喝不下口，但稀釋成5％的檸檬汁，倒是讓你覺得索然無味。

　　在血液中這兩種蛋白質濃度到底是多低？

　　研究報告指出，每1 c.c.的血液大約含這兩種蛋白質的濃度是數10個匹克（1匹克＝10-12公克）。如此低的濃度是一般人無法體會的，就讓我們舉個例子來幫忙你體會每1 c.c.含有10-12公克的濃度。

　　拿出一顆白色方糖，可能甜到讓你無法吃下，當我們把它切成五百份時，這一小部分卻讓你嚐不到甜味。接著，我們把這1/500丟入標準的游泳池中，此時每1 c.c.池水所含的糖濃度大約就是10-12公克。這時如果要在游泳池內找回那一份小方糖，簡直就是海底撈針，機會微乎其微。血液中乙型類

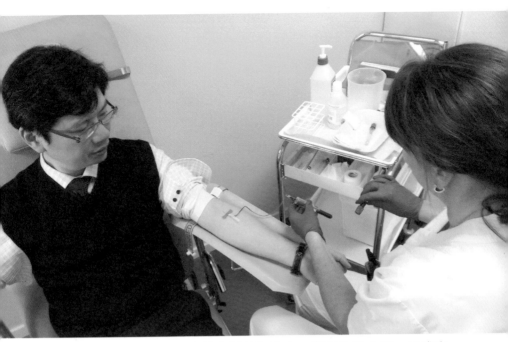

★抽血篩檢輕度認知功能障礙或阿茲海默症，既安全又方便，且成本低，準確性高。

澱粉蛋白或濤蛋白的濃度，就是這樣的概念。不幸的是，過去醫院檢驗科所使用的各種檢驗方式，都無法測得這麼低的濃度，最低能測到的就是將100份小方糖丟入游泳池內的糖濃度。換言之，我們需要比過去檢驗方式更靈敏1000倍的檢驗技術，才能精準地量測出每1 c.c.含有10-12公克的乙型類澱粉蛋白或濤蛋白。

　　最近十年來，許多研究單位或公司紛紛發表各種超靈敏蛋白質檢驗技術，例如單分子檢驗技術（SIMOA）、免疫沉析質譜分析技術（IP-MS）、免疫磁減量檢驗技術（IMR）等。全世界經過數年的努力，利用這些技術進行了數百項的臨床研究，發表眾多的臨床驗證結果。其中最重要的發現，

2

就是確認輕度認知功能障礙或早期阿茲海默症患者血液中的乙型類澱粉蛋白或濤蛋白濃度，與健康人的濃度有明顯的差異。

終於在2019年國際阿茲海默症大會中（Alzheimer's Association International Conference 2019），經醫界與學界的熱烈討論後，認同血液乙型類澱粉蛋白及濤蛋白檢驗，可作為輕度認知功能障礙及阿茲海默症的輔助診斷或重要的風險評估因子。這打破了目前對阿茲海默症早期篩檢的瓶頸，紮實地為延緩或防治阿茲海默症打了劑強心針。不久之後，全世界都可以透過抽血來協助大規模篩檢輕度認知功能障礙及阿茲海默症，實現早期發現、早期干預、治於未病的理想。如果有了抽血檢驗，您還會選擇有風險性的脊髓穿刺、還是昂貴的正子造影檢驗嗎呢？

全球首先推動血液乙型類澱粉蛋白及濤蛋白的地方，你知道在哪裡嗎？你的答案可能會是些先進國家，例如歐、美、日等。如果你這麼想，那就錯了。答案是臺灣！幾年前，臺灣就有些醫療機構提供血液乙型類澱粉蛋白及濤蛋白檢驗。至今，已超過30個醫療院所及健康檢查中心，都可幫民眾進行這項自費檢查項目，臺灣對防治阿茲海默症，確實做得十分道地。

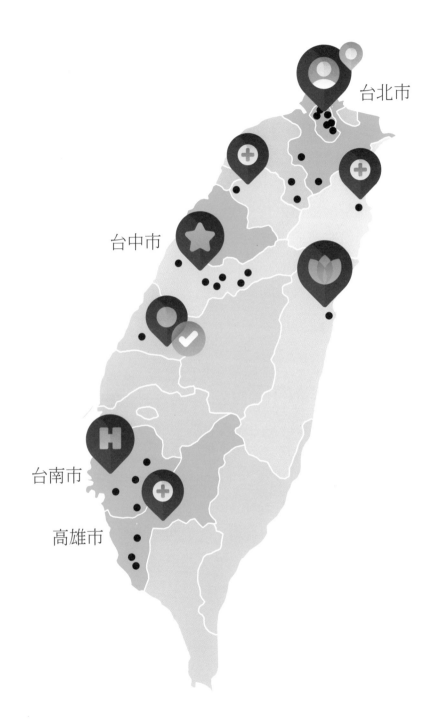

台北市

台中市

台南市

高雄市

　貳、看穿腦袋

2

　　小樂從博士那裡得知，僅僅透過抽血檢查血液中的乙型類澱粉蛋白及濤蛋白濃度，就可協助醫師判斷大腦是不是生病了，心中滿是興奮。因為抽血檢驗十分簡單，社區裡的診所與醫院都能抽血，且無風險，小樂萬分認同這項檢驗方式將為醫界帶來革命性的衝擊，也將會為社會帶來福祉。為了更進一步瞭解阿茲海默症抽血檢驗的益處，小樂不禁問博士：「除了可早期篩檢阿茲海默症外，抽血檢驗對患者還有哪些幫助？」

　　博士笑笑的回答：「抽血檢驗對患者的幫助可多了。除了能早期發現外，對於病情惡化的預測、治療效果的監控等，都幫得上忙，就好比是阿茲海默患者的守護神。」

　　小樂對博士這簡短的回答，感到一頭霧水，於是問：「何以見得能有這些幫助？博士能舉實際說明嗎？」

　　「當然有很多實例來證明抽血檢驗對阿茲海默症患者的好處，而這些例子中，有許多是臺灣這幾年來所發表的臨床醫學研究成果。」博士答道：「從2011年到2016年間，以臺大醫院為首的四家醫院，包括臺北市立仁愛醫院、雙和醫院、恩主公醫院等，聯合進行阿茲海默症免疫磁減量血液生物標記檢測臨床試驗研究，總收案人數高達400多人，每位受試者都經過嚴格的臨床診斷，並根據國際阿茲海默症診斷標準，將受試者分為正常組（NC）、記憶性輕度認知功能障礙組（aMCI）及阿茲海默症組（AD）。值得一提的是，

這是全世界第一個阿茲海默症血液生物標記檢測臨床試驗研究，且符合國際優良臨床試驗規範，百分之百盲樣進行血液生物標記檢驗。該研究成果於2020年發表，清楚地顯示，血液中的乙型類澱粉蛋白1-42與濤蛋白濃度的乘積，可篩檢出記憶性輕度認知功能障礙患者，正確性高達八成以上。據說近年來已將這臨床研究推廣到美國、瑞典、日本、中國等地，此多國多中心的臨床研究成果也顯示出，免疫磁減量血液乙型類澱粉蛋白1-42與濤蛋白濃度的檢驗，可精準地評估罹患記憶性輕度認知功能障礙的風險。」

小樂好奇地問：「八成的正確性算高嗎？」

博士回道：「聽你問這個問題，就知道你是外行。跟你說一下實情，目前檢驗科透過檢測血液中的蛋白質來篩檢癌症，如肝癌、大腸癌、乳癌等，正確性能達七成就算非常好了，那你說八成夠不夠好？」

小樂張著大大的眼睛，驚訝地說道：「哇塞！原來抽血檢驗能有八成的正確性就算是超級好的了！謝謝博士的教導。」

博士接著說：「另外，這兩年來，臺北榮民總醫院的醫生群分別針對將近數十名記憶性輕度認知功能障礙患者進行追蹤研究。在初始診斷時，使用免疫磁減量檢驗血液中的乙型類澱粉蛋白1-42或磷酸化的濤蛋白濃度，並在一年多後再度診斷這些患者的認知能力。結果發現，在初始診斷時，就表現出較高濃度的血液乙型類澱粉蛋白1-42或磷酸化的濤蛋白的患者，一年多後認知功能都有明顯的衰退。這證實根據血液中的生物標記物濃度高低，能預測日後病情的惡化程

2

度。如此的預測能力，可幫助醫生決定是否要調整對該患者的醫療強度，也可讓家屬能有充分的時間來安排對該患者的照護。總而言之，不管未來的病情是變好是轉壞，若能早日知道，心裡也就有個底來面對。」

小樂聽到這裡，突然嚴肅起來，口裡說出：「生死有命，富貴在天，了然於心，無畏無懼！」

博士調侃小樂說：「看你年紀輕輕的，竟然能說出這番人生道理，真了得！」

小樂認真的回答：「我真的有用心學習與體驗人生，才能心有感觸，說出這些話。」

博士繼續說明抽血檢驗對患者的幫助：「目前治療的良方，大部分是改善睡眠、增加運動、補充營養、調整免疫力及代謝能力，或加強社交活動等。不管是哪一種方式，總需要一個既簡單又可靠的方法，來確認其有效性。因為抽血檢驗操作很方便，且無危險性，可以經常性地進行檢驗。如此，透過抽血檢驗來監控這些方式的有效性，是最實際可行的。」

「目前有人在做這方面的研究驗證嗎？」小樂迫不及待地想知道答案。

博士娓娓地回道：「目前全世界有很多專家們在從事這方面的臨床研究，臺灣也有。例如臺灣著名的科學中藥公司與大學合作，從初步的果蠅實驗中發現，抑肝散可改善罹患阿茲海默症果蠅的症狀，並有效調整體內的乙型類澱粉蛋白1-42及濤蛋白濃度。」又道：「成功大學團隊透過三個月的有氧運動，可改變血液中乙型類澱粉蛋白1-42及濤蛋白濃

度，讓人遠離罹患阿茲海默症的風險。」又說：「雙和醫院的醫生們利用光照及低週波傳導來改善睡眠品質，同時也使用免疫磁減量檢驗血液中的乙型類澱粉蛋白1-42與濤蛋白濃度。從這兩種蛋白質的濃度改變結果顯示出，這兩種良方可降低罹患阿茲海默症的風險。」

小樂高興地搶話說：「免疫磁減量血液檢驗，真的可以監控這些的有效性耶！」

博士回道：「是的，的確可藉由檢測血液中這些蛋白質的濃度改變，來認許許多多治療方法是否有效，我相信血液檢驗這項工具，會加速失智症新藥或其他治療方法的開發，讓我們早日排除失智症的威脅，真算是人類的一大福氣。」

「博士、博士，您剛剛這麼多的說明裡頭，一直提到免疫磁減量血液檢驗，這倒底是甚麼技術啊？」小樂一臉狐疑地問。

博士回道：「這項檢驗技術的發明人楊謝樂博士，恰好是我的好朋友，我幫你打個電話給他，你再去請教他。」

2

六、奈米急先鋒

　　小樂來到楊博士的辦公室，先簡要地描述與阿米洛伊博士間的對談，讓楊博士了解他來拜訪的目的。楊博士隨即從冰箱裡拿出了一瓶深咖啡色的液體，緩緩地向小樂說道：「你先變回奈米小超人，然後跳進這瓶液體中，再告訴我看到了甚麼？」

　　小樂立馬變成奈米小超人，縱身跳入液體中。小樂驚訝地說：「這裡頭怎麼有這麼多表面長著刺刺的小球，而且每顆小球都跟我長得差不多大，這到底是甚麼東西？」

　　楊博士對小樂說：「你看到的一顆顆小球是磁性奈米粒子，成分是四氧化三鐵，也就是鐵鏽；表面刺刺的東西是抗體，它是用來抓取我們想要檢測的蛋白質。」

　　小樂邊玩著磁性奈米粒子邊問楊博士：「怎麼利用這些表面帶有抗體的磁性奈米粒子來檢驗血液中的乙型類澱粉蛋白或濤蛋白？」

　　楊博士當場示範了免疫磁減量檢驗。示範前，還叮嚀小樂在液體裡要注意周遭磁性奈米粒子的變化。突然間，小樂大叫：「怎麼每顆磁性奈米粒子都轉起來了？楊博士，您到底對這液體做了甚麼事？我在這裡有沒有危險？」

　　楊博士笑笑地回：「別擔心，你在裡頭很安全，我只是將這液體放入交流磁場中。由於交流磁場的驅動，讓每顆磁性奈米粒子都轉起來了。這就好像我們把很多個指南針擺在桌上，然後在上方拿一顆磁鐵轉啊轉，這些指南針的指針也

跟著轉啊轉。現在在你周遭的磁性奈米粒子就好比是指南針的指針，而交流磁場就是這顆磁鐵。」

小樂這時候又大叫：「楊博士，我有感受到一股氣場，時大時小，我在這裡頭真的安全嗎？」

楊博士還是笑笑地回：「你所感受到的氣場，我們稱作交流磁化率，它是由你周遭的磁性奈米粒子群體旋轉而產生的，沒有傷害性，別擔心，且好好感受一下這氣場的強度。」楊博士繼續說：「我現在要把含有乙型類澱粉蛋白的血漿加進去喔，你一定要注意周遭的磁性奈米粒子有甚麼變化！還有氣場強度有沒有改變？」

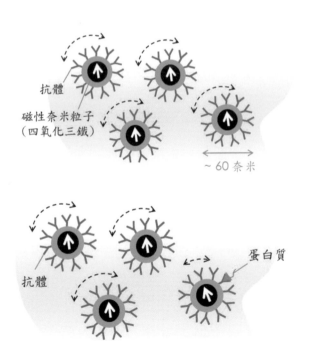

★表面披覆有抗體的磁性奈米粒子與待測蛋白質結合前表現出較高強度的總和交流磁化率（虛線總和）（上圖），而當與待測蛋白質結合後，被結合的磁珠會表現強度較低的交流磁化率，以致總和交流磁化率強度下降（下圖），這就是免疫磁減量檢驗的原理。

2

小樂點點頭答道：「好的！」

當楊博士慢慢地將血漿加入這液體後，小樂看到各式各樣的蛋白質。這些蛋白質與磁性奈米粒子表面的抗體相碰後，有些又分開了，但有些就結合在一起。這時楊博士交代小樂：「你去到處看看，結合在磁性奈米粒子表面抗體上的蛋白質是不是都長得一樣？」

小樂連忙四處檢查連接在磁性奈米粒子表面抗體上的蛋白質，驚訝地發現，真如同楊博士所說的，每個蛋白質都長得一樣，於是滿臉狐疑地問楊博士。

楊博士回道：「這是因為抗體的關係，每種抗體的形狀都不一樣，它會與特定相對應結構的蛋白質相結合。我們把能與乙型類澱粉蛋白相結合的抗體披覆在磁性奈米粒子上，磁性奈米粒子只會與乙型類澱粉蛋白結合，不會與其他蛋白質連接。因此，你看到在磁性奈米粒子上的蛋白質都會長得同一種模樣。」

楊博士接著問小樂：「你現在感受一下氣場的強度有沒有改變？」

小樂閉上雙眼，靜心體會氣場的改變，平和地說出：「氣場變弱了！」

「那就對了！」楊博士回道，又說：「那你現在看看那些與蛋白質接合的磁性奈米粒子有沒有甚麼改變？」

小樂張開眼，仔細觀察那些與蛋白質結合的磁性奈米粒子，回道：「這些接有蛋白質的磁性奈米粒子變大顆了！而且轉動的節奏與剛剛沒有加入血漿時不一樣。」

「很好，你觀察的非常仔細。」楊博士說道。

楊博士繼續說明：「當磁性奈米粒子與蛋白質結合後，粒子的體積變大，原本轉動的節奏也被破壞，交流磁化率強度會減低，因此你感受到的氣場強度就變弱。」楊博士持續說明：「當血漿中所含的乙型類澱粉蛋白越多，會有越多的磁性奈米粒子與蛋白質結合，交流磁化率強度的下降也會越多越明顯。所以，透過量測交流磁化率的下降量，就可量測出白質的濃度，這就是免疫磁減量蛋白質檢測！」

　　小樂恍然大悟的說：「我懂了，謝謝楊博士的教導，也讓我有機會親身體驗免疫磁減量蛋白質檢測。」

　　免疫磁減量檢疫技術這重要的發明究竟是從何而起？又如何能與全球其他尖端檢驗技術相匹敵？十年磨一劍的精彩內容，且看下回分曉。

2

參、顛覆傳統

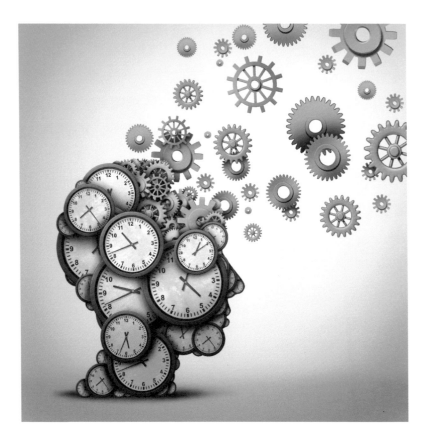

　　話說三十年前，醫學界認為大腦裡的乙型類澱粉蛋白與濤蛋白，存在腦袋與脊髓液裡，不會跑到血液中。但經過眾多的醫學研究發現，腦中一些分子會跑到血液中。因此，科學家及醫生們也大膽揣測，大腦的乙型類澱粉蛋白與濤蛋白應該也會跑到血液中。這個揣測，當時引起熱烈的討論與研究，有些人反對，有些人支持。

阿茲海默症其實離你不遠：創新科技讓你提前預防失智症

反對派發表，我們使用現有的檢測技術，對同一批受試者進行腦脊髓液與血液中乙型類澱粉蛋白的檢驗，結果顯示出，腦脊髓液乙型類澱粉蛋白濃度與血液乙型類澱粉蛋白濃度沒有相關性，因此不能採用血液中的乙型類澱粉蛋白濃度來代表大腦的健康狀況。

支持派宣稱，這些量測結果不難看出，所量測出的血液乙型類澱粉蛋白濃度非常低，幾乎都是在量測技術的低限濃度附近，這樣的報告是非常不可靠的，很有可能是量測技術不夠靈敏，無法準確地量測出血液中乙型類澱粉蛋白的真實濃度。

創新派預言，如我們有個超靈敏的檢測工具，勢必可精確地量測出血液中乙型類澱粉蛋白的濃度，也可量測出正確的濤蛋白濃度，到時候我們就可確認血液中乙型類澱粉蛋白及濤蛋白濃度可以代表大腦健康狀態，更可以輔助對輕度認知功能障礙與早期阿茲海默症的診斷。

類似這樣的爭辯，持續了近二十年，各學派試圖提出強而有力的證據來支持自己的想法。終於在這幾年，突破重圍，乍現曙光。這爭論的過程中，臺灣非但沒缺席，還扮演了重要的角色。

3

　　這故事起於上個世紀末，西元1996年，臺灣師範大學洪姮娥教授研究團隊啟動了高品質磁性奈米粒子的開發與研究。在與歐、美、日等強大競爭下，洪教授所合成出的磁性奈米粒子，獨領風騷，也讓其他國際競爭對手折服，紛紛來臺取經。為了想更了解當時的狀況，奈米小超人小樂專程去拜訪洪教授，與洪教授暢談當時開發磁性奈米粒子之路。

　　洪教授回憶著說：「當時磁性奈米粒子全球只有兩家公司在販售，非常昂貴，每c.c.約臺幣一萬元，而且成分又不公開，這讓我們在做研究上非常的不便，想要調整它們的特性，根本就不知從何下手，因此鐵了心，毅然決然開啟自行開發磁性奈米粒子的念頭。」

　　不想被掐著脖子做研究，是洪教授一生的信念。堅毅且不屈不饒的個性，使得洪教授能突破各種難關，獲得世界第一品質的榮耀。

　　洪教授繼續說道：「在2003年，我們很幸運地遇到喜歡做研究的醫生，並讓我們開啟磁性奈米粒子在醫學上的應用研發，例如核磁共振造影標靶顯影劑、核酸運載器、熱治療標靶試劑、蛋白質檢驗試劑等。」

　　小樂問到，這幾種應用中，您對哪一項印象最深？

　　洪教授斬釘截鐵地回覆：「蛋白質檢驗試劑開發！」

　　小樂一臉好奇的問：「為什麼？」

　　「因為這項研究不只是試劑開發，並開發出超高靈敏度

的蛋白質檢疫技術。」洪教授語帶驕傲地說著。又說：「如果你想要知道細節，那得問我的學生楊謝樂博士。」

　　說來有點尷尬，楊博士就是本書的作者，接下來的內容，恐會被認為老王賣瓜，自賣自誇，請讀者多包涵

　　過了幾天，小樂來到楊博士的辦公室，兩人閒話家常地談起當年發明超高靈敏度的蛋白質檢疫技術的點點滴滴。楊博士說道：「在大學裡做研究，一定要做顛覆傳統、史上未有的創新項目，就像是在學術領域裡搞革命。我們在2006年發明的這項超高靈敏度的蛋白質檢疫技術，就是一個典型的例子，這個技術我們命名為免疫磁減量檢驗（IMR）。」

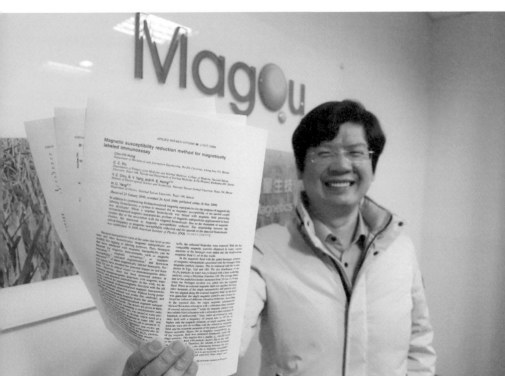

★作者手持免疫磁減量檢驗技術論文。

3

楊博士繼續說道：「當時很感謝洪教授提供非常多的資源與指導，讓我們可以順利地開發出免疫磁減量檢驗技術。這項技術其實整合了磁性奈米粒子合成、抗體架接、高溫超導量子干涉元件、低溫物理、電磁波屏蔽、訊號處理等多項專業技能，幾乎涉及了材料、化工、生醫、電機、物理、資訊工程等多重領域，簡直是不可能的任務，但我們完成了！」

　　小樂看見楊博士在陳述這段話時，眼睛裡不時散發出自信與熱情，語氣更像是小頑童般的可愛與歡喜。這大概就是當一個研究人員經歷多年來無數次的嘗試與失敗後，終於成功攻頂後的赤子之心。

　　「想要作為學術界的先行者，要具備很大的勇氣與毅力。」楊博士嚴肅且緩慢地說著，彷彿在提示小樂這幾句話很重要。繼之說著：「當提出新的技術或理論時，全世界的人會用超級放大鏡來檢視，無不希望看出錯誤的地方，以耶揄或嘲笑你的無知。因此，幾乎是用自身名譽來背書這項新技術發表。所以，在發表前，一定得要嚴謹地自我挑戰這項新技術，直到有百分百的把握。」

　　小樂十分明白楊博士的感受，因為當發明出新技術時，心中是無比的喜悅與雀躍，但又得靜下心來，甚至是狠下心來，小心翼翼地不斷找自己的麻煩，以確認這項新技術的原理與細節是否完整及正確。小樂滿臉狐疑地問楊博士：「自我懷疑、自我挑戰是很困難的，因為一般人都不願意說自己做出來的東西有缺陷，讓自己陷入窘境，你又是怎麼做到的？」

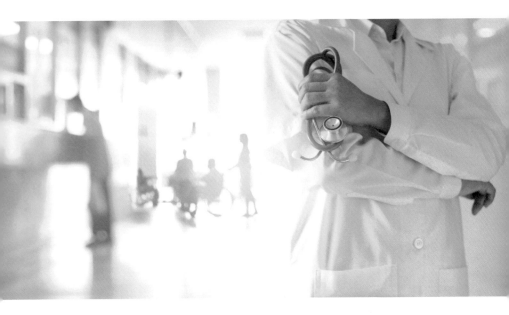

　　楊博士堅定地回答：「唯有勇敢面對各種挑戰與懷疑，才能淬鍊出真正的好東西。要搞創新，就不要害怕被質疑。別人的質疑，將會是我們進步的最大推動力。」

3

　　奈米小超人小樂在與洪教授和楊博士的對話中發現，免疫磁減量檢驗技術的開發，始於1996年，直到2006年才發表成果，間隔十年之久。小樂心想，這十年的研發期，一定有令人難以忘懷的重要時刻或刻苦銘心的事件，於是又與楊博士約了時間，邊喝咖啡邊聊著上世紀末到這世紀初的研發心路。

　　「創新研發是很寂寞的，沒有人跟你齊步，經常是不斷和自己對話、不斷的討論，自問自答，釐清思緒後再做下一階段的嘗試。」楊博士望著屋頂，回憶起當時的心情，徐徐道來。「而且，嘗試幾乎都是失敗的。這是從事創新研究的宿命，必須不斷的嘗試失敗，最後才會找到成功的方法。因此，品嘗失敗就像在吃前菜，前菜吃完了，成功的主菜才會上桌。免疫磁減量檢驗技術的開發，前菜一吃就是十年。」

　　小樂繼續問楊博士：「十年的時間不算短，難道不曾有過放棄的念頭嗎？」

　　楊博士笑笑地回：「到我們這個年代，輕鬆容易的工作，早就都被做完了，輪到我們手中的，一定是絕頂困難。」續道：「有了這樣的心理準備，就不會有數饅頭的心理，更不會預期會在短期內就完成創新研究。有了耐心，就能靜下心來面對問題，解決問題，這心境就是《大學》中的『定、靜、安、慮、得』。然而在解決完一個問題後，馬上又會面對下一個更深層的問題，於是繼續解決新的問題。」

「好像剝洋蔥的過程喔。」小樂心有所感說著。

楊博士接回話說：「是啊，真的很像剝洋蔥，而且會讓你剝得精疲力盡，剝到讓你淚流滿面，剝到讓你懷疑真的可以剝得到核心處嗎？心中要有強烈的信念，你才有勇氣與堅持一直剝下去，當你剝到最內層，看到成功的果實後，之前的辛苦與勞累，會在這一瞬間立即煙消雲散，取而代之的是滿心的歡喜與成就感。」

「記得有次，我與學生們從早上九點多一起做實驗，試圖驗證所提出的免疫磁減量檢驗技術，眼見就快完成，但就是得不到好結果。」楊博士繼續說著：「於是我們重新檢視所提出的理論公式，修改實驗細節，再次進行實驗量測，雖有改善，但結果還是不如預期。」此時每個人都十分的煎熬，感覺就快到終點了，但卻似遙遙無期。如果信念不堅定，可能就此打住，錯失一個完成創舉的機會。真的很難！嚴峻地考驗所有參與研發者的心理與專業。

小樂著急地問：「在這關鍵的時刻，怎麼辦？放棄？暫停？還是繼續拼鬥？」

楊博士毫不猶豫地回答：「繼續拼鬥！絕不能心存懷疑！」經歷長達18小時不間斷的努力，反覆檢視理論與修正實驗，終於在隔天清晨破曉時，做出理想的實驗成果。大家彼此看著彼此，經過一番的折騰，有的人已是披頭散髮，有的人襯衫的衣角露在褲子外，有的人因熬夜鬍根已經明顯長長了，有的人眼袋都腫了、眼角還泛著淡淡的血絲，但此時此刻，每個人都不覺得累，反而欣喜若狂，精神萬分地抖擻。大家臉上都帶著滿足且驕傲的笑容，向世界發聲，我們

3

做到了！我們完成世界的創舉，拼出全球第一筆免疫磁減量蛋白質檢驗數據。

　　小樂被這突破困境而完成創新的喜悅給渲染了，也勉勵自己不必害怕難題與挑戰，只要堅持正念，勇往直前，一定會有柳暗花明的時候。

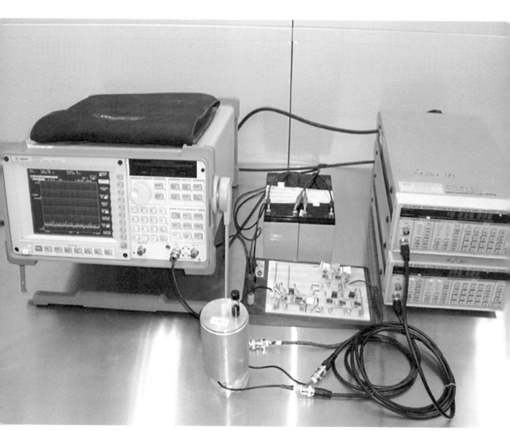

★2006年楊博士在實驗室與同事們成功證實免疫磁減量檢驗技術的實驗設備。

　　2006年，免疫磁減量檢驗技術發表後，受到醫學界很高的重視，尤其該技術具有高靈敏度、高特異性、操作方便等優勢，預計可以解決當時臨床檢驗上棘手的問題。

　　楊博士說道：「為了驗證免疫磁減量檢驗技術在臨床醫學上的應用性，我們陸續與感染科、心臟內科、腫瘤科等多位醫生合作，檢驗血液中多種蛋白質濃度，例如C型反應蛋白、血管細胞黏附蛋白、血管增生因子、胎兒蛋白、癌胚抗原等，並進一步分析所測到蛋白質濃度與臨床診斷間的關係。這過程中有位關鍵人物，雖是醫生，但卻對新醫學技術抱持很高的興趣，沒有這位醫生，我們很難順利地與其他醫生們搭上線，這位醫師是心臟科醫師吳造中，時任臺大醫學院副教授。非常感謝吳醫師起了這個頭，並一路上協助免疫磁減量檢驗技術的臨床驗證。」又道：「這些臨床研究成果讓大家大吃一驚，比預期還好，而且比現有臨床上使用的檢驗方式還準確。這些結果不僅讓我們對自行開發出的免疫磁減量檢驗技術越來越有信心，也得到醫生們的信任與合作興趣，並且形成了一個含括基礎科學、工程技術、臨床醫學，三位一體的研發團隊。」

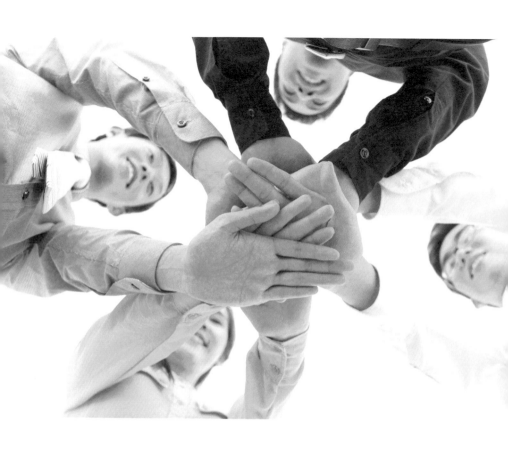

　　「以理工背景為主的研究團隊，要與醫生合作，其實是很難的。」楊博士說道：「還記得第一次與醫生們開會，才剛開始三分鐘，我已經聽不懂醫生在說甚麼了。醫生嘴裡說的都是醫學的專有名詞，我又不是醫學院畢業的，根本是鴨子聽雷。」

　　小樂問：「那怎麼辦？連溝通都成問題，還談甚麼合作。」

　　楊博士回：「這還真是個大問題！幸好，我有個弟弟是醫學博士，還有另一個弟弟是生化博士，有這兩位專家可

以免費諮詢，恰好引我進生醫之門。」又道：「我還記得有次吃年夜飯時，三兄弟一直在討論免疫磁減量檢驗技術的臨床醫學應用，但討論內容實在是太專業了，我們的媽媽及太太都插不上話，被晾在旁邊，無聊至極。終於，媽媽生氣了，嚇阻我們不能再談這個主題，並說：『過年期間，放下你們的工作，改聊平常的生活瑣事，還有孫子們在學校的事』。」

我們這個結合理、工、醫的整合團隊，當時羨煞國際。有位日本九州大學超導感測元件生醫應用的傑出教授就曾表示，臺灣這個團隊，可算是一個很好的典範，每次在國際會議上看到這團隊，都可體會到團員間很好的默契及對彼此的尊重，相信他們一定會做出令人刮目相看的成績，當然也希望教教大家如何組織出這樣好的跨領域團隊。

3

四、抉擇

當沉浸在豐碩的研發成果之時,卻面臨了另一個艱難的抉擇。「我們是要就此打住,轉向開發其他創新技術,還是要繼續使用這技術與醫生們進行不同的蛋白質檢驗研究。」楊博士皺著眉頭說著這段話,並繼續說著:「就技術發明者而言,我們已經有足夠的臨床醫學數據來確認免疫磁減量檢驗技術的真實性與優越性,科學研發階段已大功告成。」

2008年二月的某個晚上,技術發明人、教授、醫生、企業家等九人在高雄愛河旁的飯店共同討論著下一步。經過長達三個多小時的仔細分析,大夥決定創辦公司,將免疫磁減量檢驗技術產業化。但核心技術在我們幾個人身上,我們必須要有人離開現在的工作,投入創辦的公司,才有可能順利經營公司。

宴席上的教授們講話了:「我們就快退休了,這時辭職,退休金會大打折扣,而且年紀也不小了,實在不適合再闖人生一個新的陌生戰場。」醫生們接著說:「我們不能丟下病患不管,必須嚴守天職,也不適合轉職到公司來。」餐桌上大家你看我、我看你,每個人都覺得必須創辦公司,才能把免疫磁減量檢驗技術產品化,卻又猶豫是否真要投身到公司,全心全力拚鬥。氣氛變得越來越僵,突然有人說:「楊謝樂,你離退休還很遠,不必眷戀退休金,而且也沒有照顧病人的責任,38歲的你,很適合到公司去闖一闖。」就這麼一句話,時任臺灣師範大學副教授的楊博士斷然離開教

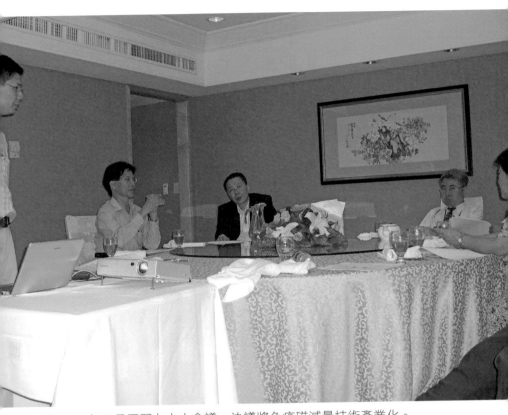

★2008年二月召開九人小會議，決議將免疫磁減量技術產業化。

職，全職在公司拚事業。

　　楊博士笑著對小樂說：「當時決定離開大學教職，只花了一天的時間。週日在高雄開完會後，隔天週一中午就完成離職手續，丟掉大學教職這個鐵飯碗。」

　　小樂吃驚的問：「哇塞！大學教授的職位是多麼穩定且具社會地位的工作啊，您不加思索地就把它給辭了，難道沒有鬧出家庭糾紛嗎？」

3

楊博士還是露出招牌笑臉說著：「沒想那麼多，就當作是老天爺給的機會，拚拚看。」又說：「當我完成離職手續後，打電話通知老婆，老婆在電話那端沉默了一會兒，冷冷地回我說：『你不說用借調的方式嗎？怎麼變成辭職？還來得及變更嗎？』」這是很一般的反應，畢竟國立大學教授一職，得來不易，況且新創公司會不會穩定發展，也還是個未知數。如果採用借調方式，還保留了條後路。

　　「如果有後路的準備，就表示信心不足，那要如何感染別人來共事，別人又怎麼敢挺身相助呢？」楊博士對著小樂說道：「懸崖邊是很危險，一般人很少靠近，但我偏偏喜歡往懸崖邊走，然後再看看懸崖下有沒有獨特的寶藏，發覺一般人不敢探索的事。如果一個人處於安逸的環境，潛能是不會被充分激發出來的。在困境中發芽長大，才能顯得真實與寶貴，這就是我以辭職而非借調的方式來開辦磁量生技的態度。」

　　楊博士用這樣的態度說服了老婆，但還有個老媽要面對。楊博士的家庭是書香門第，楊爸爸喜歡讀沒有標點符號的古文書。楊博士的兩個弟弟也都有博士學位。這個書香世家，對商業是非常非常陌生的，總覺得書香味要比銅臭味珍貴。楊博士要開公司，恐怕會遭受到楊媽媽的極力反對。楊博士不敢自己面對楊媽媽，只好請老婆將辭職一事告訴媽媽。楊媽媽乍聽消息時，簡直是呆了。在電話那端沉靜了數分鐘，然後說：「我去問問在天上的楊爸爸，看楊爸爸答不答應這件事？」

　　楊媽媽拿起筊，語重心長地與祖先牌位上的楊爸爸對

話，把楊博士辭去大學教職轉進產業界的原委，說給楊爸爸聽，並請楊爸爸指示楊博士這樣的決定適當嗎？楊媽媽第一次擲筊，獲得楊爸爸的正面回應；楊媽媽再次與楊爸爸確定，又得到肯定的回應。這兩次順利的擲筊，讓楊媽媽不再擔心，也讓楊博士的老婆轉向全力支持楊博士創業，自然也就免去了一場家庭紛爭。

家人的支持對創業來說是很重要的，創業初期一定會遇上很多疑難雜症，情緒上會反饋出創業的壓力，這壓力有時連對同事都不好說出口，回到家裡，有家人的支持，可以適當宣洩壓力，或是得到實質的協助，讓創業者安心地面對眼前的障礙，排除障礙。

3

五、三級貧民

2008年，磁量生技成立，宗旨是把免疫磁減量檢驗技術產業化。成立資金新臺幣300萬元，創始員工三名。現在想想這樣的規模，應該不到三個月就可能會關門。所幸，我們度過了十二個年頭。

小樂帶著不好意思的口氣問楊博士：「只有300萬資金的生技公司，怎麼活過來的？」

楊博士深思不語，眼裡透出彷彿陷入十幾年前的思緒中，數分鐘後，慢慢道來：「你說的是實話，但當時沒想那麼多。只知道努力向前衝，這條路衝不破，就轉個彎，再衝。」接著說：「例如，磁量剛開辦時，沒有任何質量管控或產品認證，因此不能在臨床醫學市場上販售。但公司也不能沒有營收，必須邊做認證準備、邊尋找適當的市場創造營收。」

楊博士繼續說道：「如果當時公司開辦時就直接挑戰免疫磁減量檢驗技術在人體疾病的應用，我們得先取得ISO13485及體外檢驗儀器優良製造規範（IVD GMP）的認證，然後進行與多家醫院進行臨床試驗，接著向衛生福利部申請產品上市許可證，這一趟路至少需要五年的時間，磁量生技沒有錢可以燒五年。我們得想個變通的方式，先讓公司活下來。」

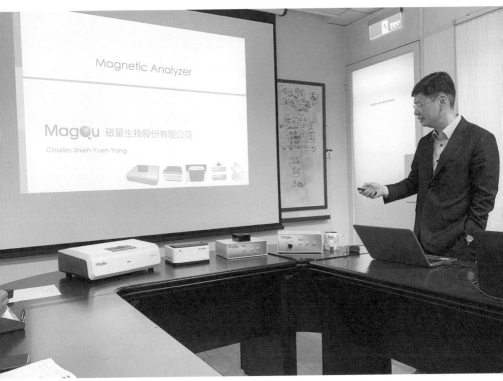

★磁量生技創辦人楊謝樂博士正詳細地介紹自行開發出的多款磁性分析儀。

　　「研究市場是我們當時的救命丹。」楊博士說道：「我們把免疫磁減量檢驗技術稍微變化了一下，開發出多種磁性分析儀，可供大學的物理系、材料系、化工系、醫技系等作為教學實驗器材或研究設備。」

　　小樂問楊博士：「難道當時這些產品沒有其他競爭者嗎？」

3

楊博士自信地回答：「我們喜歡挑戰開發創新的產品，以符合有需求但未滿足的市場，這樣的產品就會具有很強的市場穿透力。我們開發出的這幾項磁性材料分析儀，不僅在臺灣銷售狀況很好，後來也順利地販賣到日本、美國、墨西哥、越南等地。有了營收，就會有更多的資源挹注公司成長，讓我們可以開發免疫磁減量檢驗的應用產品。」

　　楊博士熱情地帶著小樂參觀這些磁性材料分析儀，並親自示範分析儀的操作。小樂雖然看得似懂非懂，但深刻地感受到，磁量團隊憑著有限條件及人力，開發出多種新穎的產品，且又能銷售到國際市場的那份成就感與榮耀。

　　「除了磁性材料分析儀外，我們也把免疫磁減量檢驗試劑的磁性奈米粒子改造了一下，讓這些粒子變大顆，並讓它們具有不同的化學特性與生醫特性，就開發出用於純化核酸、抗體、蛋白質、細胞的試劑。」楊博士說道。

　　「2010年，這些純化試劑的使用並不普遍，大家對這些試劑很陌生。我們在國際展會參展時，很多人一直來詢問這些純化試劑的用途與用法。這時我們就得負起社會教育責任，苦口婆心地推廣這些試劑的應用。不到三年的時間，這些純化試劑被全球研究市場接受了，歐、美、日與中國等地的代理商，紛紛來信洽談商業合作。目前，磁量生技可算是全球純化磁珠的重要供應商之一。看到我們的產品被世界認同，對大家有幫助，也就覺得很欣慰，就覺得這趟路沒白走。」

　　創業之路實在很有趣，磁量生技開辦的原始宗旨是要將免疫磁減量檢驗技術產業化，但卻無心插柳在磁性材料分

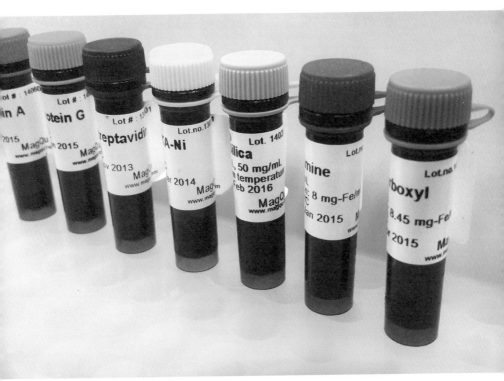

★磁量生技自行開發出的多款純化磁珠產品。

析儀與純化磁珠兩方面獲得市場的肯定。小樂冒昧地問楊博士：「難不成我們就在這兩類熱銷產品中樂不思蜀，把免疫磁減量檢驗技術產品化的任務給忘了嗎？」

楊博士回道：「我又沒得到阿茲海默症，怎麼可能把這麼重要的任務給忘了？推廣磁性材料分析儀與純化磁珠，只是公司初期經營的權宜之計。藉由生產與銷售這些產品，一方面可建立公司內部制度與標準流程，一方面也讓同仁們對自己的公司有信心。尤其是有了營收，公司能存活下來，才有足夠的氣往下走。」

3

「雖然磁性材料分析儀與純化磁珠帶動了公司的活力與朝氣，但營收並不足以讓公司有足夠的資金進行人體臨床試驗。且磁量生技又是新創的公司，我們的經營團隊也都是產業新手，要從外部得到大量資金挹注是很難的，雖然當時的一點經營成績獲得臺灣聯訊創投與親朋好友的肯定，投資磁量生技，但投資金額不大，我們還是得自給自足，左手賺錢，右手花錢，搞免疫磁減量檢驗技術應用開發。我經常自我調侃的說這是三級貧民的經營模式，磁量生技不像一般生技公司，在開辦時就募得一大筆資金，讓大家在財務上可以無憂，全心全力開發產品與驗證。磁量生技必須自己養活自己，至少同仁們的薪水是自己賺的，不是靠股東們的投資金發放的。如此的權宜經營，果然沒讓公司出現很高的赤字，但獲得股東們甚高的信任。」

　　小樂這時不知哪來的勇氣，問了楊博士一個尖銳的問題：「聽到這裡，我們並沒有看到免疫磁減量檢驗技術產品化的成功案例，您們放棄磁量生技創辦的初衷了嗎？」

六、魚病毒

　　巧婦難行無米之炊，沒有雄厚的資金，就很難直球對決，得蜿蜒一下經營模式，找個不需要臨床驗證就能販售的免疫磁減量檢驗項目，就某種程度而言，可說是完成磁量生技的創辦目標。因此，我們就先避開人體檢驗，轉向漁產病毒檢驗。

　　「這是個時勢造英雄的故事。2010年，農委會立下旗艦級產品，一是石斑魚，二是蘭花。其中石斑魚的年需求量，幾乎都是以倍數成長，得擴大養殖面積，方能應付市場的需求。」楊博士說著：「當時有很多養殖業，改養石斑魚，但結果卻顯示出，擴大養殖面積並無法有效地增加產量。仔細研究發現，在養殖過程中，魚苗經常因感染病毒而死亡。主要的病毒有神經壞死病毒、虹彩病毒及胰臟壞死病毒，其中神經壞死病毒的致死率高達九成以上，而且盛行率相當高。如果想要有效提升石斑魚產量，病毒感染的問題必須要先解決。」

　　楊博士接著說：「那時候大家面臨一個尷尬的現實問題，就是連病毒檢驗都缺乏，無法篩檢及監控病毒，更甭說要防範病毒的蔓延，或消滅病毒。農委會也意識到這個嚴重問題，於是輔導中央研究院、國立海洋大學、磁量生技三方，共同開發石斑魚病毒檢驗產品。」

　　經過兩年的努力，石斑魚病毒檢驗產品成功被開發出來，其中所使用的技術，就是免疫磁減量檢驗，這可算是免

3

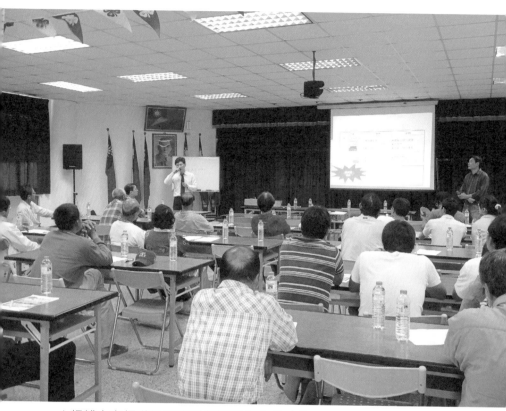

★楊博士率領磁量團隊下鄉解説免疫磁減量石斑魚病毒檢驗對養殖的重要性與應用性。

疫磁減量檢驗技術產品化的第一個成功案例。

　　產品成功開發出後，接著的重點就是銷售。但這是個全新的產品，從來沒人聽過，市場對它既陌生又沒信心，得想辦法克服這個障礙。於是，磁量生技與各地漁會合作，到養殖場舉辦聯合說明會，走訪各養殖場，足跡遍及臺灣各地。也參加國內外的漁業展，並曾遠赴中國、澳洲、越南、蘇格蘭、韓國等，尋求商業合作，創造商機。

在產品推廣的過程中，我們體會到這檢測的急迫性。根據田野研究指出，臺灣養殖業都是高密度養殖，如果魚苗感染上神經壞死病毒，同一池的魚苗會在三天內互相傳染且全數死亡，這損失少則數百萬元，多則數千萬元。因此，病毒檢驗必須要在一天內出報告，才來得及讓漁民做出適當的措施，以搶救魚苗。但當時病毒核酸放大檢驗，需要三至五天的時間，才能發出檢驗報告，這對漁民來說，無濟於事，急驚風遇到慢郎中。

　　楊博士這麼說道：「為因應如此急迫的檢驗，我們創立了一套檢驗流程，讓漁民12小時內就可收到檢驗報告。我們請客戶在早上收集5隻魚苗，用冰塊封裝好，請快遞直接送到磁量生技來。傍晚時，我們收到魚苗，立即進行檢驗，於當天晚上九點前將檢驗報告發出，讓漁民能及時了解魚池是否受到病毒的感染。」

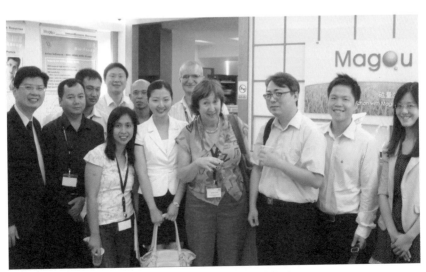

★澳洲、越南、菲律賓養殖業者蒞臨磁量生技交流。

3

免疫磁減量石斑魚病毒檢驗產品是創新的，12小時的快速檢驗服務也是創新的，磁量生技就是喜歡搞創新，就是要顛覆傳統，創造藍海市場。這些創新真的幫了漁民很大的忙，也有效地保障漁民們的獲利，深受業界喜好。2012年，農委會頒發「科技農企業菁創獎」給磁量生技；2013年，行政院農業生物技術產業化發展方案頒發「臺灣登豐獎」，表彰磁量生技在漁產病毒篩檢的貢獻。同年，經濟部也頒發「奈米產業科技菁英獎」，肯定磁量生技將奈米技術產業化的努力與成果。

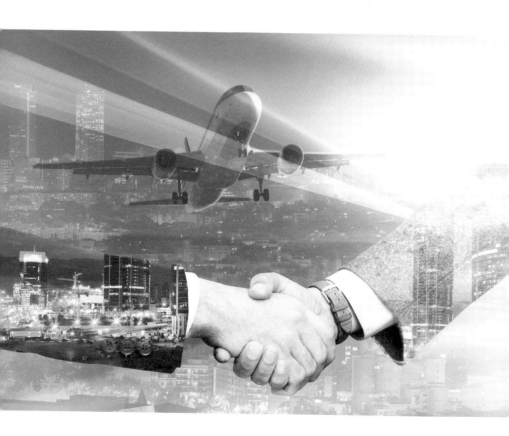

肆、挑戰巔峰

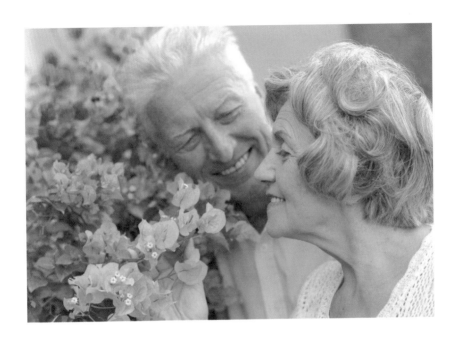

　　石斑魚病毒檢驗的成功應用，磁量生技對免疫磁減量檢驗技術商業化有了信心。也因為有石斑魚病毒檢驗商業化的事蹟，磁量生技得到許多投資者的認同。因此，在主客觀條件成熟下，磁量生技決定轉戰人體醫療，展開免疫磁減量檢疫技術在人體疾病的檢驗應用與認證。但萬萬沒想到，第一次要開發的人體醫療檢驗產品，就是挑戰世界的巔峰，突破全球的侷限：阿茲海默症血液檢驗。

　　透過奈米小超人小樂的訪談，讓我們詳細了解這個巔峰是甚麼？又是如何突破的？

4

　　小樂問楊博士：「當初為何會選擇阿茲海默症血液乙型類澱粉蛋白及濤蛋白檢驗開發？是不是當時已經意識到社會老年化所帶來的失智症問題？」

　　「其實當初也沒想那麼多。」楊博士回道：「在2011年，因緣巧合下，我們結識了臺大醫院邱醫師，是他丟出這個題目給我們挑戰。那時候我們真不知道這是個世界級的難題，全世界幾乎都還無法突破這麼低的檢測極限濃度。還好因為我們無知無感，才勇於接受這個挑戰，而且還克服這個難題。」

　　小樂一臉狐疑地自言自語：「怎麼離開大學教職，只花了半天思考；開個生技公司，事先沒有完善規劃；挑戰世界級的難題，也沒先了解相關條件，這個楊博士簡直是在開玩笑嘛！」小樂實在悶不住，還是把心中的疑問說了出來。

　　楊博士笑笑地回答：「凡事別想太多，想太多就做不了事，會被自己想像出來的大山給壓死。只要心中有信念，即使遇到問題，終會突破。而且，當你做對了事，有了正念，這拼鬥的路途上，會有越來越多志同道合的夥伴加入，共同面對難關，一同創造新格局。別忘了，困難的後面藏著甜蜜的果實，盡全力掃除困難，終能品嘗甜美的滋味。不必害怕困難，衝破它！」

　　楊博士問小樂：「看過《封神榜》沒？」

　　小樂回：「《封神榜》跟磁量生技什麼關係？」

楊博士道：「沒有直接關係。但其中的故事告訴我們，每每姜子牙遇到自己無法克服的難關時，都會有一群具有共同目標與價值觀的俠客來解圍，讓大家順利往前進，例如二郎神楊戩力退梅山七怪；元始天尊、太上老君、準提道人、接引道人聯手破除諸仙陣等。在奮鬥的路上，越來越多賢士達人加入團隊，後續的路就越來越平順。」

　　「就以阿茲海默症血液乙型類澱粉蛋白及濤蛋白濃度檢驗這個例子來說，我們憑著強烈的正念與夥伴的支援，從臺灣做起，老老實實地把產品開發與臨床研究做好。結果發表後，美國的專家特地跑到臺灣來與我們合作。接著美國專家又拉入瑞典醫師，形成歐美亞洲際團隊；日本醫師看到此氛圍，也主動加入，有趣的是，法國、澳洲、英國的失智症醫學權威也陸續成為我們的醫學顧問團隊成員。現在的磁量，從十年前的三人公司，儼然蛻變成國際隊伍。」楊博士很驕傲的說著。

4

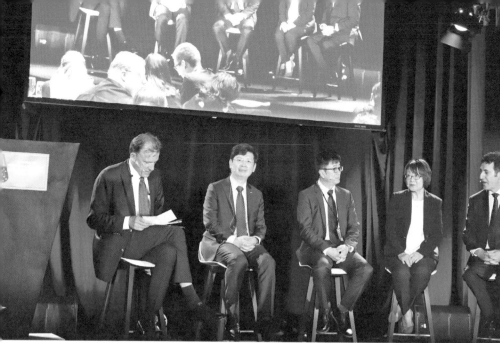

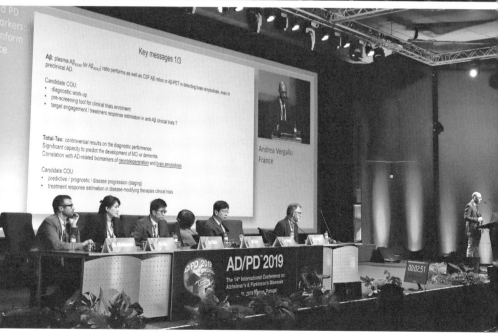

★磁量生技於2017年（上圖）及2018年（下圖）分別在芝加哥與里斯本召開國際免疫磁減量失智症血液生物標記檢驗研討會，獲得廣大的迴響與認同。

阿茲海默症 其實離你不遠：創新科技讓你提前預防失智症

二、改變了

　　小樂聽到磁量生技自創辦十幾年來所發生的很多勵志故事，心中滿是正能量。歡欣之餘，還是忍不住問楊博士：「請問您們具體做了哪些對阿茲海默症有幫助的事？」

　　「簡單來說，我們讓一般民眾透過抽血就可以知道自己罹患阿茲海默症的風險有多高。」楊博士說道。實際地說，如果阿公能定期做抽血檢查乙型類澱粉蛋白及濤蛋白濃度，阿公很有可能在輕度認知功能障礙時期就被發覺，不必等到病入膏肓後才就醫，為時已晚。

　　根據許多醫生反映，這項檢驗是全新的項目，過去的健康檢查是沒有這項的。新的產品是必須經過專家與市場考驗的，起初醫生們都不相信這項檢驗，甚至對免疫磁減量檢驗原理、產品效能、已發表的臨床研究結果等，提出眾多的問題與疑慮，這是產品進入市場後的第一波壓力測試。經過三年的努力，孜孜不倦地探討並解決醫界專家們所提出的各種問題，我們也曾遠赴瑞典、荷蘭、美國、澳洲、日本、中國等地，尋求失智症專家的協助與合作，讓失智症界越來越認識免疫磁減量檢驗技術與臨床規格。之後幾年，隨著國際上發表的臨床結果越多，而且許多醫生也都自行驗證過，抽血檢查評估罹患阿茲海默症的風險，也就被接受了。這趟路，花了五年的時間。

　　楊博士激昂地向小樂說道：「你知道讓醫生改變看法是一件多麼難的事嗎？如果沒有足夠的科學依據與臨床驗證，

根本就辦不到。我們真的非常感謝團隊的努力與醫師專家們的扶持，沒有大家的付出，我們無力改善這世界共同面臨的困境。」

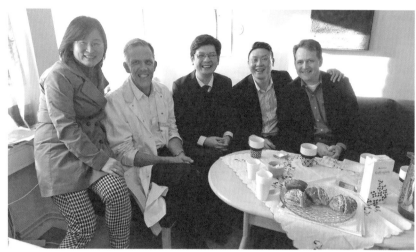

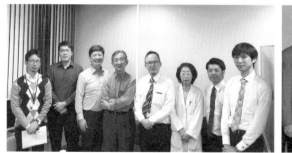
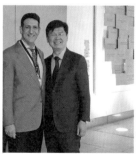
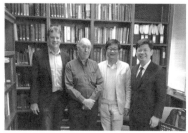
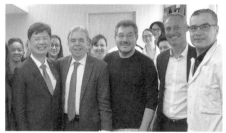

★磁量生技楊博士前往世界各地尋找阿茲海默症血液生物標記檢驗的合作夥伴。

楊博士回憶起當時將產品初次推向國際舞臺，說道：「2015年，我們參加國際阿茲海默症大會，首次將臺灣的臨床研發結果展示給世界其他專家。原本預期能得到專家們的認同與掌聲，但回應與預期恰好相反，我們得到每位專家的回應都是『Too good to be true!』（這些研發結果好到令人難以相信），這無疑是對我們投不信任票。」

　　小樂好奇地問：「為什麼專家們會這麼說呢？」

　　「2015年時，由於蛋白質超靈敏檢驗技術尚未發展成熟，大家並不太相信可以從血液中精準地量測出這麼低濃度的乙型類澱粉蛋白或濤蛋白，因此也就質疑我們的結果。」楊博士答道。

　　小樂又問：「那後來怎麼讓這些專家們相信我們的成果呢？」

　　「事實勝於雄辯！」楊博士鏗鏘有力地回答，續說：「我們當時就請美國、瑞典、日本等地的專家們自行準備血漿樣品，寄到臺灣來進行盲樣測試，待檢測完成後，我們將檢驗結果寄回給專家們，由他們自行解盲，就可測試我們產品的確效性。」

　　小樂迫不及待地問：「解盲結果如何？」

　　楊博士嘴角揚起，得意地說：「專家們一致認定：『It is really good!』（這結果真的好！）從那時候起，我們漸漸改變了世界對抽血檢驗阿茲海默症的觀念，世界各地就有越來越多的失智症專家們相信我們的產品。」

　　這股醫學界改變的風潮，不僅在臺灣先盛行，也延燒到歐美各洲等地。我們心中的喜悅不是來自公司業務由臺灣擴

4

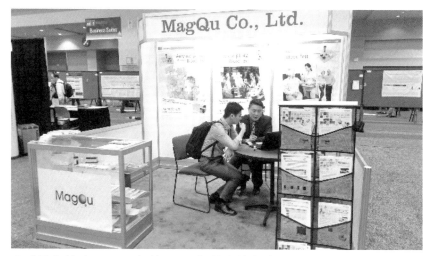

★磁量生技（MagQu）於2015年首次將免疫磁減量阿茲海默症血液檢驗產品推向國際舞臺。

展到全球，而是因為我們真的為早期阿茲海默症篩檢做了點貢獻，實現數十年來的願望。如果阿公在50歲時就接受每年的阿茲海默症抽血檢驗，當一發現血液中的乙型類澱粉蛋白與濤蛋白濃度有異常，就可收到警訊，立即調整生活習慣、養成規律的運動、適當補充營養、改善睡眠，或許可避免忘了午餐的窘境，可以與阿嬤快快樂樂、輕輕鬆鬆地度過健康的晚年，也可以讓他們的兒女免除心理上與經濟上的沉重負擔。

我們大聲疾呼一個觀念，大腦也是身體的器官之一，如同心、肝、腸、胃一樣，都會因不當使用、營養不均衡或異常老化而生病。為及時發現這些病，我們會定期地檢查這些器官的功能，即使是昂貴（如心臟斷層掃描）或難受（如胃鏡或內視鏡）的檢查，也照樣接受，其目的就是要確認這些器官無大礙。

但即使大家都已經這麼關心自身的健康，每年還是有為數眾多的人死於心臟病或癌症，例如急性心肌梗塞一直位居十大致死疾病的榜首。大家或許不知道，阿茲海默症及其他失智症也是十大致死疾病之一，位居第五名，而且年年躍升排名，您還敢忽視大腦健康狀況嗎？

新科技的發展，帶來新產品的問世，也提升大腦健康檢查的方便性。全球醫界衷心地、強烈地、再三地呼籲大家，請在50歲以後，就定期檢查您的大腦，讓自己永遠能夠頭腦壯壯，讓失智症從十大致死疾病行列中除名。

4

三、空中飛人

　　一個從2300萬人口的小島孕育出的創新技術與產品，要讓全球都看見，絕對得花一番心力與時間來推廣。偏偏阿茲海默症血液生物標記免疫磁減量檢驗是個非常專業的話題，無法僅透過網路、視頻、文宣等非交流式的媒介來宣傳，幾乎必須得面對面的討論，才能讓人充分了解阿茲海默症血液生物標記免疫磁減量檢驗的正確性及其在臨床醫學的應用可行性。為此，楊博士自2012年起，展開了環球商旅。

　　楊博士向小樂回憶地說著：「回想起這幾年來，將近有大半年都在全球旅行，將每次商旅待在三萬英呎高空上的時間，加起來恐怕長達數個月，而睡的最熟悉的床，應該是飛機上的那張椅子。」續道：「這八年來，未曾帶過太太去看電影，因為所有上映的電影，我都在飛機上看過了。」

　　小樂興奮地問：「楊博士，您這八年來商旅過哪些城市？」

　　只見楊博士低著頭，手指頭動著動著，嘴巴默默數著，慢慢地回道：「我去過日本的東京、大阪、小樽、福岡、仙台、京都及台場，澳洲的墨爾本與雪梨，韓國的春川，中國的北京、上海、深圳、南京、蘇州、長沙、重慶、揚州、三亞和香港，美國的洛杉磯、舊金山、華盛頓特區、拉斯維加斯、鹽湖城、鳳凰城、芝加哥、波士頓、羅徹斯特及丹佛，加拿大的多倫多與溫哥華，葡萄牙的里斯本，奧地利的維也納，阿拉伯聯合大公國的阿布達比與艾恩，土耳其的伊斯坦

堡和安卡拉，斯洛伐克的布拉提斯拉瓦，荷蘭阿姆斯特丹，丹麥哥本哈根，英國倫敦，義大利熱拿亞，蘇格蘭的斯特靈與格拉斯哥，以及菲律賓的馬尼拉等，共計46個城市，其中有些城市還去過好幾趟。」

「這麼多啊！」小樂驚訝地說著，接著又說：「您的足跡遍及亞洲、美洲、歐洲、中東地區，連南半球的澳洲都去過，甚至於大家不熟悉的斯洛伐克也去過。太令人羨慕了，可以邊工作邊享受異國風光。」

楊博士連忙打斷小樂的說話：「千萬別以為我的工作讓我可以出國到處去玩。每次出國的行程，簡直就是鐵漢行程。一天一城市，已經成為我出國商旅的標準模式。例如2019年11月，我到美國的商務拜訪行程如下：5日赴芝加哥，向阿茲海默症協會報告失智症免疫磁減量血液生物標記檢驗的最新進展，讓協會充分了解失智症血液檢驗在臨床應用上的成熟度。吃完午餐後，立即飛往舊金山。隔天早上與加州大學舊金山分校的研究人員開會，下午轉往鹽湖城；7日早上與多位失智症醫師交流，討論利用血液生物標記檢驗來區分各種失智症的可行性；9日則出現在內華達州拉斯維加斯，與克里夫蘭診所的大腦中心洽談合作；10日凌晨啟程回臺灣。七天內飛了國際線128,676公里，以及美國內陸航線4,764公里，共計13萬多公里。」

「又例如2020年2月到歐洲的商務行程，也是相當緊湊。2日向丹麥哥本哈根的代理商說明產品與討論市場銷售模式；3日在赫爾辛堡與醫學合作夥伴開會；6日則在巴塞隆納，與大腦中心的醫生們討論研究計畫；8日飛到德國海德

堡拜訪藥廠；10日趕往法國土魯斯與醫生們說明免疫磁減量血液檢驗在臨床應用上的利基；13日轉往巴黎洽談臨床醫學合作；14日返臺。」楊博士繼續補充說道：「很清楚地，我的商旅地點就是機場、受訪機構、旅館三個地方。在背負業績與醫學合作擴展的雙重壓力下，每天跑完這三處，我幾乎就快癱瘓了，根本沒心情與體力去觀光。所以，雖然去過這麼多城市，其實對這些城市還是非常陌生的。真希望能有機會，帶著家人及幾位好友，真正地去各地體會當地的飲食、歷史與風情。」

小樂俏皮地說：「聽到您這種行程，我單單是陪您一起走完行程，期間任何事都不做，也都快累死了！尤其是時差的問題，會讓身體很難受，真的會累死人！」

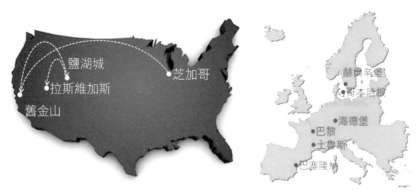

★楊博士的國際商旅經常是「一天一城市」的鐵漢行程。

阿茲海默症其實離你不遠：創新科技讓你提前預防失智症

楊博士回道：「當感受到我們的產品對社會大眾是有幫助的，就會忘掉疲勞，精神抖擻地去推廣。當我們看到世界級的醫學專家對我們的認同，甚至以無償的方式加入我們的行列，一同奮鬥，就會更肯定我們正在做該做的事。這些鼓勵，讓我們建立出很堅強的意志力。意志力是件很微妙的東西，它會凌駕在疲憊之上，讓我們再度充滿精力。」

「楊博士，您這種空中飛人的生活，預計還會延續多久？」小樂問道。

楊博士回：「對我而言，失智症免疫磁減量血液篩檢的推廣，已經不只是種興趣、也不只是工作，幾乎已經成了志業了。哪裡需要我，我就會飛過去幫忙，一直飛到我不能再飛了。」

4

四、後悔嗎？

　　小樂聽完了這二十年來從研發到創業的故事，心中突如其來的一個疑問：「楊博士，您原本是個公立大學的教授，可以無憂無慮的幹到退休，但中途辭職轉戰產業，相信在產業界，所感受到的壓力一定比在學術界要大很多，難道您沒後悔過，不曾想再回到學術界當個快樂的教授嗎？」

　　楊博士哈哈大笑地回道：「說實在話，公司創辦三個月後，我就跟我太太說，以前在大學裡當教授的日子實在太爽了，可以不管外面發生甚麼事，只要專心做自己有興趣的研究。研發出新結果，在國際會議上發表，得到熱烈的掌聲、認同與尊敬，而且還受邀到各國做學術交流，既沒壓力，又自由自在，社會地位又高，雖然薪資不多，但也足夠過活，簡直就像在天堂般。」又說：「現在轉戰業界，面對的都是非常實際的事，技術、產品、生產、員工、資金、客戶、銷售、服務、未來發展等，只要一關卡住，就會全倒。我們不僅要對員工負責，也對投資者、客戶及社會有責任，不再是學術界時獨善其身的思考了！」

　　「這麼複雜的挑戰，當初為何要做？」小樂問。

　　楊博士回答：「從1996年到2006年，我們發明了免疫磁減量檢驗技術，這期間除了培養出多位碩士與博士外，也發表眾多的學術論文，幫臺灣在領域的國際學術舞臺提升了點知名度，也算是無愧於心。但再深入思考些，總希望還能發揮更多的效益。」接著再說：「我很幸運，因為我所做的研

究結果是具有實際應用性的，如果有機會把研究成果轉換成商業產品，那就能真正落實把創新研究產值化，就是所謂的知識經濟。除了創造經濟產值外，又能藉由創新技術改善生活，或是促進健康，這才算是實際的知識價值。」

　　小樂突然茅塞頓開，原來從事研究工作不僅只是純粹為了追求新知與培育人才，最終還是要能對人類生活有實質的貢獻。這條路真的很艱辛，但楊博士做到了。小樂調皮地問楊博士：「您會鼓勵年輕的研究人員或教授們，離開學校，出來創業嗎？」

　　「雖然磁量目前還不算非常成功，但在失智症血液檢驗這領域，也排得上世界前三大廠商。因此，這幾年我經常受邀到大專院校演講，分享從研發到創業的經驗。」楊博士認真地說著：「在演講的最後，我總是會強調，現在社會不僅走向老年化，也趨向少子化，大學將漸漸不足額招生，所需教授員額也會隨之減縮，請大家別讀完博士班後，就以當大學教授為終身目標。大學教職以呈現僧多粥少的現象，何必還要去擠這個窄門？產業界多的是機會，而且會有更多能證實你有專業能力的挑戰，請各位博士們或準博士們，拋開社會包袱，勇敢的躍入產業界，建構屬於你的商業舞臺。若能成功，這個商業舞臺一定比學術舞臺大很多很多。」

　　楊博士繼續說道：「在產業界，千萬別只想著賺錢。反之，得多想想我們是不是在做一件社會所需要的事？這麼做會不會將社會往前推一點？如果我們作對的事，而且心存正念與善念的做，努力地做，這家公司的社會價值就會體現出來，經濟價值自然隨之到來，推都推不掉。如此，還要擔

4

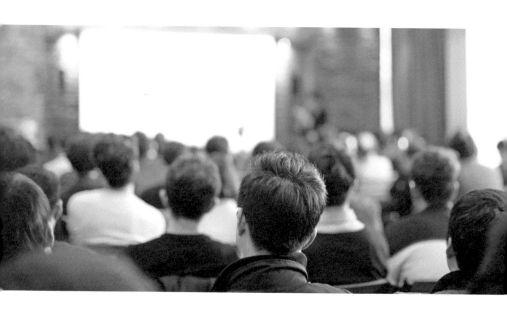

心不賺錢嗎?!價值觀對了，就不會急功近利，就能豁達面對一切難關，路才會越走越寬，團隊才會越來越旺，接著就能做更多有利社會的事。」楊博士強調：「我們希望在產業界延續學術界的創新精神，專心致力於改變以前做不到的、以前很難做的、以前做要很貴的項目，擴大格局，提升服務效率，實踐真正的知識經濟。」

　　小樂聽取了楊博士這二十年來的酸甜苦辣，非常佩服楊博士完成了這麼多創新的成就，但心裡頭還是有個問題，忍不住地向楊博士問道：「請原諒我這個有點不禮貌的問題，可能會惹您生氣。」楊博士向小樂示意：「沒關係，您儘量問，別擔心。」於是小樂安心地問：「除了您上列所述許多有關技術創新、經營創新、思維創新外，磁量生技所開發出的阿茲海默症血液生物標記檢驗產品，還有哪些創新點？」

　　楊博士思考了一下後回道：「這個問題問得好！我們所開發出的阿茲海默症血液生物標記檢驗產品，主要可分為分析儀及檢驗試劑兩大部分。這兩部分在今年都發生了前所未有的事蹟。」

　　「先講一下分析儀的部分。」楊博士說道，「國際電子及電機工程學會（IEEE）超導委員會自2010起，設立了Carl. H. Rosner Entrepreneurship獎項，每兩年遴選一位得獎者，表揚這位得獎者將超導體技術具體商業化。我們很幸運，榮獲2020年的得主。」

　　楊博士繼續說道：「根據評審團的說明，我們得獎的主要原因，就是應用超導量子干涉元件技術開發超高靈敏度的磁減量免疫分析儀，並將該分析儀有效地應用於阿茲海默症、巴金森氏症、前額葉失智症及其他失智症血液檢驗上，對臨床醫學檢驗及失智症預防或診斷，有非常顯著的貢獻及幫助。」

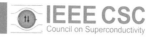

Shieh-Yueh Yang
MagQu, Taiwan

IEEE COUNCIL ON SUPERCONDUCTIVITY
CARL H. ROSNER ENTREPRENEURSHIP AWARD

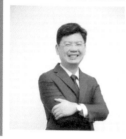

For demonstrating outstanding entrepreneurship skills in the field of applied superconductivity, in particular:

- for founding MagQu Co., Ltd. and the commercialization of SQUID-IMR ac magnetosusceptometers, and
- for transferring SQUID-IMR assay technology and ac magnetosusceptometry to clinical uses for quantifying ultra-low-concentrated proteins in human blood specific to Alzheimer's disease, Parkinson's disease, and frontotemporal dementia.

★失智症免疫磁減量血液檢驗技術及產品發明人楊謝樂博士榮獲國際電子暨電機工程學會超導委員會頒發2020年Carl. H. Rosner Entrepreneurship獎。楊博士是第一位獲得此殊榮的華人。圖片來源：https://ieeecsc.org/awards/ieee-council-superconductivity-carl-h-rosner-entrepreneurship-award

　　小樂其實從沒聽過這個獎，因此也就只是強擠出臉上的笑容，有禮貌地向楊博士說聲恭喜，心裡頭實在沒有特殊或欣喜的感受，並且大膽地回問楊博士：「這個獎從2010年就開始頒發了，兩年頒發一次，那您們應該是第六位得獎者，有甚麼特別的意義嗎？」

　　小樂這話才剛說出口，就立即覺得不對，自覺這樣問問題實在太不禮貌了，但話已出口，收不回，只好連忙地向楊博士道歉，希望楊博士不記小人過。

　　楊博士面帶微笑地對著小樂說：「這是個非常專業的獎項，一般人不會了解，你的反應很正常。」續說：「我們可以這樣想像，審查委員們每兩年從全世界的超導體專家中，

經過幾番審視與評判，僅選出一位來代表這兩年超導體技術被產品化的里程碑。這競爭是非常激烈的，畢竟參賽者都是長期鑽研超導體技術，每位都是高手中的高手，要脫穎而出，真的很不容易。而且我還要特別強調，如果看一下過去的得獎者，就會發現，我們是第一位華人得主，你說這特不特別！」

「哇塞！第一位華人得主！」小樂張大眼睛驚訝地說，「這是何等的光榮啊！真的是一件鐵錚錚的創舉！不得不讓人佩服。」

這個殊榮激起小樂的好奇心，迫不及待地問楊博士：「分析儀所發生的這件事，是如此的特別，那檢驗試劑的故事，一定更讓人驚豔！」

楊博士不疾不徐的道來：「小樂，所有的醫療器材，例如剛剛提到的免疫分析儀及現在要講的檢驗試劑，都得經過衛生福利部的審查通過後，才能成為正式的醫療器材，之後可以在所有的醫療機構中銷售。但考量到各種醫療器材的安全性、適用疾病的嚴重性、創新性等因素，衛生福利部將醫療器材簡單分為三類，也就是經常聽到的第一類、第二類和第三類醫療器材。其中審查程序最簡單的是第一類器材，例如OK繃、紗布、棉花棒、一般醫療用口罩等；而第三類醫療器材的審查最為嚴格，這類產品例如組織黏著劑、血管支架、人工晶體、植入式心臟起搏器等。不難看出，第三類醫療器材大都是有被植入人體，或用於支持、維持生命，對人體具有潛在危險的特性。如果你的醫療器材具有第三類醫療器材的特性，且是前所未有的，那就極度有可能被歸為第三

4

類新醫材。衛生福利部對第三類新醫材的審查，極度嚴格，想通過該審查，所面臨的挑戰，簡直跟登聖母峰沒兩樣。」

「我們在2014年向衛生福利部詢問，免疫磁減量阿茲海默症血液檢驗試劑是屬於哪一類？」楊博士續道：「在聖誕節的前一天，我們收到衛生福利部寄來的大禮，明確地回覆我們，該試劑屬於第三類新醫材。當下所有員工都嚇呆了，就像抽到籤王一樣，我們準備要爬聖母峰了，沒有百分之三百的準備，恐怕會死在半路上！」

小樂也被驚嚇到了，一時不知要說甚麼。慢慢吞了口口水後，開口問：「怎麼辦？」

楊博士拍拍小樂的肩膀，說道：「主管單位要我們走這條路，就走吧！越具挑戰，才能更顯示我們的價值。」於是磁量生技團隊就開始登聖母峰，但千千萬萬沒想到，這一趟路竟然花了四年的時間，從2016年12月，衛生福利部開啟審查工作，直到2020年12月通過該檢驗試劑審查。楊博士語重心長地說道：「大概沒有人可以體會，這四年我們要怎麼挨？因為這四年間，股東們會不斷地關心及詢問，我們的產品是不是已通過審查了？是不是可以大量銷售了？公司預計何時能賺錢？或是問，怎麼審查這麼多年還有問題？是不是產品真的有毛病？我們還能信任經營團隊所宣稱的產品效能嗎？再不通過審查，會嚴重影響公司市場擴展，限制營收，我們還有資金可以運營下去嗎？」這四年等待的時間，實在很不好熬，只能好好地配合衛生福利部的審查作業，不斷地提出證據回覆審查意見，祈求早日獲得審查委員們及主辦單位的了解與認同，守著雲開見月明。

在2020年12月15日，我們收到衛生福利部的正式通知，免疫磁減量阿茲海默症血液生物標記檢驗試劑通過審查，可取得第三類新醫療器材上市許可證。小樂雀躍地問：「產品通過審查，是不是高興地不得了？」楊博士回憶起當日接獲通知的心情，呼了一口長氣，說道：「經過四年的磨練，如今獲知審查通過，興奮感湧不上心頭，只覺得像是放下心頭上的一塊大石頭，終於完成一個重要的里程碑，拿到下一階段運營的門票，可大大方方地在醫療市場推廣與銷售了。」

　　楊博士續道：「其實這個產品早在2014年就取得歐洲的醫療器材上市許可證，臺灣晚了六年才完成審查，這對中小企業在全球市場上的競爭，無疑是種隱憂。這六年的差距，足以讓競爭對手趕上來，讓我們失去領先的優勢。政府單位應該想想，在對醫療產品安全性及確效性把關不打折的原則下，如何去協助中小企業提升競爭力。這是個很難的課題，但卻是對臺灣醫學技術及醫療經濟發展很重要的議題，主管單位必須勇於面對，找出解決之道，方是百姓之福。」

　　小樂問楊博士：「除了歐洲外，海外還有其他國家認同我們的磁減量免疫檢驗嗎？」楊博士自信滿滿地回答：「除了歐洲的認同外，美國也極力推薦我們的磁減量免疫檢驗。總部位於美國的國際阿茲海默症論壇（AlzForum），在數年前於官網*上就直接推薦免疫磁減量血液生物標記檢驗用於篩檢阿茲海默症。」小樂恍然一驚，自言自語說道：「原來楊博士您們的失智症血液檢驗技術與產品，在國外已經受到很高的評價，在全球失智症檢驗市場上，已占一席之地。」楊博士回道：「確實是的。現在不僅有國外的肯定，也有臺灣

4

的認同，相信我們未來的路會越來越寬，更值得我們全心全意地奮鬥向前，才不致辜負這一路上陪伴我們、協助我們、鼓勵我們的夥伴們，更希望早日實現企業的社會責任，為防治失智症盡份力量。」

*https://www.alzforum.org/alzbiomarker

伍、讓腦袋變健康

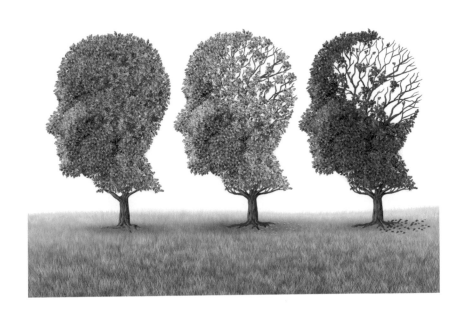

　　「不要再吃那麼油了，免得血管阻塞引起心血管疾病！」

　　「少喝酒了，不然肝就要爆了！」

　　「不要再熬夜了，讓你的肝多休息。」

　　「別亂吃藥，不然就要洗腎了。」

　　「多吃點蔬菜，幫助消化，健胃整腸。」

　　「多運動，身體多健康。」

5

這些功德勸說的話，經常在我們的耳邊響起，雖然嘮叨，卻是金玉良言。細心想想這些話的內容，無不是要趨吉避凶，保養好身體，杜絕疾病，治於未病。

　　可惜從小就沒有人教我們要如何保養腦袋瓜，只是聽到父母親告誡我們，可千萬別撞到腦袋瓜，不然會變笨。難道除了別撞到之外，就沒有其他方式保養頭腦了嗎？任由腦袋瓜凋零嗎？大腦退化時，當真沒有任何手段急救嗎？如果您無法回答這些問題，就該用心地看完這一章，然後身體力行，讓您的腦袋健健康康吃百二！

一、搶救大腦健康有望

　　搶救腦袋健康的黃金時期，越早越好。因此，「早篩、早檢、早健康」就是防止腦袋異常老化的最佳口號。但大腦與其他器官不一樣，即使腦細胞有某種比率程度的損壞，仍然可以表現出正常的功能。因此，很難在很早期的腦細胞損傷階段就察覺出腦袋生病了，經常要到有輕微的行為或認知異常時，也就是所謂的輕度認知功能障礙，才會自覺腦袋可能生病了。

　　老年人（65歲以上）患有輕度認知功能障礙者，約20%，也就是5個老年人中，就有一位患者，在臺灣就將近有60萬人患有輕度認知功能障礙，全球更有超過一億名輕度認知功能障礙患者。輕度認知功能障礙患者每年約有10至15%惡化成阿茲海默症，比一般老年人高了十倍，造成家庭與社會沉重的醫藥與心理負擔，不容忽視。

　　大腦生病，並非癌症，萬萬不可輕言放棄，但如果輕忽它，將會造成終身遺憾。根據日本長壽醫療研究中心四年的追蹤研究，既使是輕度認知功能障礙的患者，只要施以恰當的物理或化學干預手段，有將近半數的患者會恢復正常功能，至少可以抑止大腦功能持續惡化。類似的好消息不只由日本傳出，歐美等先進國家，也紛紛進行長達5至10年的追蹤研究，都得到令人振奮結好結果。但臨床上，要篩出輕度認知功能障礙是非常不容易的。

但如前述，輕度認知功能障礙患者，是不定期地表現出行為或認知異常症狀的，時好時壞，不影響日常生活，患者不見得在就診的當下表現出異常症狀，因此經常是依據陪伴者的描述來斷定，但每個陪伴者對異常行為或認知，不見得有足夠的專業度或敏感度，所以傳統的臨床症狀診斷模式，對確診輕度認知功能障礙是個大挑戰，經常造成錯誤的診斷結果，或延誤了搶救時期。如果要執行專業的臨床心理學問診，需要一位有經驗的臨床心理醫師，花三個小時完成。而且結果還會因受試者的教育程度、年齡、社經地位等因素而不同。如此耗時耗力的診斷模式，根本不適用於疾病的早篩或早檢。

　　所幸，這幾年來有乙型類澱粉蛋白正子造影及血液檢驗，這些檢驗不會因有無症狀表現、年齡、教育程度、社經地位不同，而有不同的檢驗結果，可明確地篩檢出輕度認知功能障礙或早期阿茲海默症患者。透過這些檢查，就有希望實現早篩、早檢、早健康的目標。

　　與其等到有輕微症狀出現才就醫，不如平時就養成健康檢查的好習慣。目前醫學認同，65歲是阿茲海默症臨床症狀的好發年齡。醫學研究又指出，在好發年齡前15年，腦袋裡的細胞就開始異常的凋亡。異常的細胞凋亡，公認是因乙型類澱粉蛋白或濤蛋白的不正常代謝或大量產生。依照這樣的醫學論證思索，我們應該在50歲時，尤其是高風險族群，得定期接受乙型類澱粉蛋白及濤蛋白檢驗。只要一發現異常，就立即採用大腦的健康防護措施，將這些受到威脅的大腦，一個個救回來，並永保安康。

目前有許多種大腦健康防護的措施，以下我們針對日常生活中很容易做到幾種方式，做重點式的說明。希望大家能身體力行，好好地把自己的大腦維持年輕，長保健康。

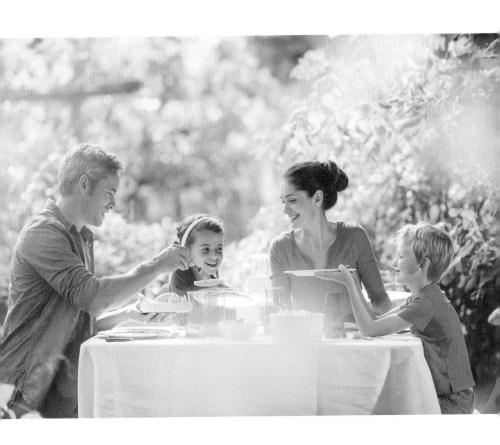

5

　　多運動有益健康，眾所皆知，但很多人可能不知道，多運動也能促進大腦健康。

　　這天，奈米小超人小樂來到健身房，遇到健身教練，兩人相談甚歡。在談話中，小樂意外知道教練還在許多健檢中心與照護中心當義工，免費教導中心的服務人員操作有氧運動。小樂好奇地問：「教練，您帶領大家從事有氧運動的目的是什麼？」

　　教練回答說：「主要是讓這些服務人員強迫自己有運動的時間，維護身體健康。但其實還有另一個鮮為人知的功用，就是維持大腦功能。」

　　教練的回答把小樂搞糊塗了，運動讓身體健康是常識，但也能讓大腦健康，可是第一次聽到。教練繼續說道：「有氧運動促進血液循環，加強代謝，這樣的功效不僅是在身體，也在大腦上有作用。良好的血液循環，可以提供腦部足夠的氧氣，活化腦細胞，也能加速腦袋中廢物的清除，避免毒性分子殘留在腦內，更可降低大腦氧化壓力，因此可以讓大腦更健康。」

　　專業醫生建議，想要達到促進腦健康的有氧運動，最好每週進行三次，每次心跳超過每分鐘130下的時間至少持續30分鐘。有不少研究結果發現，這種強度的有氧運動，不僅可以預防阿茲海默症，就連對輕度認知功能障礙的患者，也能延緩惡化或恢復認知能力。臺灣成功大學團隊讓高風險群及

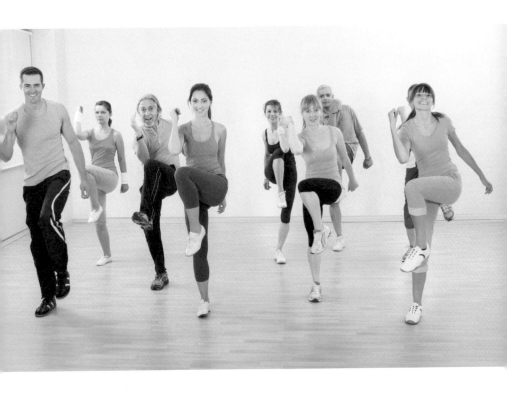

輕度認知功能障礙患者進行三個月的踩飛輪有氧運動。三個月後，使用免疫磁減量檢測對血液中的乙型類澱粉蛋白或濤蛋白濃度進行分析。結果發現，大部分的受試者血液中的乙型類澱粉蛋白或濤蛋白濃度要不是維持很穩定，要不就是下降了。與此同時，該研究團隊也募集另一批受試者，但這批受試者並沒有參加有氧運動課程，依然維持著原本的生活習慣。三個月後，這批受試者血液中的乙型類澱粉蛋白或濤蛋白濃度，就會有比較不穩定的變化，幾乎都變高了些。這結果證實有氧運動真能促進體內乙型類澱粉蛋白與濤蛋白的代謝，降低罹患阿茲海默症的風險。因此，每個人都應該養成規律性的有氧運動習慣，不論是踩飛輪、慢跑、騎自行車、

游泳、跳繩、跳健身舞、做韻律操等，都算是有氧運動，各人可以自己的喜好選擇。有氧運動，不僅健身，也能健腦。

教練進一步指出：「如果在運動時加上腦力訓練，強化大腦功能的效果會更好。例如，走上下階梯時，同時也數著數，1、2、3……。又例如跳有氧舞蹈時，同時也唱著舞蹈音樂的歌。」這種邊運動邊動腦的訓練，被稱為認知運動。

有個著名的認知運動研究就顯示，跳有氧舞蹈比跑跑步機，更能有效地預防失智症。因為跑跑步機時，腦袋可以是放空的；但跳有氧舞蹈時，腦袋瓜必須回想下一個動作，所以跳有氧舞蹈比跑跑步機，更能加強腦細胞運作與連結。

運動除了促進血液循環外，也能紓解壓力，緩和情緒。這會降低腦中自由基濃度與增強抗氧化的功能，自然能讓腦袋壯壯，免於失智症的威脅。

　　認知訓練的方式有很多種，除了上面所說明的邊動邊算外，這裡再舉一種比較靜態的方式，提供給不適合做劇烈運動的人參考。這個方式其實很簡單，也會令人容易接受，而且做完不僅有助大腦健康，也會提升心理的舒適感。

　　關子賣了這麼久，到底是甚麼樣的訓練方式？

　　這個訓練會是用到香精，但千萬別誤會，不是芳香療法，因為芳香療法不需要使用到記憶力。訓練活動可分為初級與進階級。初級課程是讓受訓者依序聞3至5種不同香精的味道，並告訴他各種香精的名稱。接著隨機拿出剛剛聞過的香精，詢問受試者該香精的名稱，直到答對為止。不需強求受試者要答對所有香精名稱，是受試者認知狀況而定即可。

　　進階級的嗅覺認知訓練可以這樣進行：我們在桌子上擺上十個小深色玻璃瓶，使用五種不同味道的香精，把一種香精滴入兩個玻璃瓶內，並將每個香精的名字寫在貼於玻璃瓶底的貼紙上，但不能讓參與者看到香精的名字。

　　參與者可3至4名一組，輪流依序配對同一味道的兩個香精玻璃瓶。例如第一位參與者先任選一瓶，聞聞該瓶的香精味道，腦中將這香精的味道、名字與瓶子的位置給記憶起來，再選擇第二瓶，也把這瓶的香精味道、名字及位置記憶下來。接著換第二位參與者，也做同樣的操作。幾輪之後，所有參與者應該會記住每個玻璃瓶內香精的味道、名字及位置。接下來讓參與者透過挑選一個玻璃瓶，聞一下該玻璃瓶

的香精味道，說出香精名字，再讓該參與者挑出另一個相同味道的香精玻璃瓶，若配對成功，就可取走該香精瓶作為禮物。所有參與者依序進行香精配對猜一猜，其中除了會真正訓練到記憶力外，也會有很多了樂趣和成就感，促進參與者的操作意願。有些針對罹患輕度失智症患者的施作案例結果明確顯示出，嗅覺認知訓練的效果，不但能提升受試者的認知能力，也降低血液中乙型類澱粉蛋白及濤蛋白的濃度；換句話說，嗅覺認知訓練有助於防止失智症的惡化，甚至改善失智症狀。

你可能已經聯想到，這活動就像是我們用撲克牌玩點數配對遊戲一樣，直接使用撲克牌就好了，何必那麼麻煩使用香精？

這是有生理及心理因素考量。嗅覺感受的過程中，會刺激與活化海馬迴。大家還記不記得海馬迴的功能？它是大腦的記憶體。因此嗅覺刺激可幫助活化大腦記憶功能。嗅覺刺激不僅能活化其生理功能，一般人聞到香精時，心理也產生鬆弛感與舒適感，有助於嗅覺認知訓練的效果。

根據專家們的經驗，不管是執行初級或進階級的嗅覺認知訓練，往往都得連續好幾週，有時甚至會長達幾個月，全視受試者的失智程度而定。訓練期間，倒是不需要每天都操作這些活動，會吃不消，建議每週兩次為原則。

四、睡飽飽

　　前述提到，阿茲海默症患者對時間感也會錯亂，因此常有失眠的現象。深度睡眠對大腦健康極為重要，因為在深度睡眠時，正是腦袋瓜作大掃除的時間，會把一天來腦神經細胞活動所產生的廢物清除到腦外。如果睡眠品質不好，這些廢物就會堆積在腦內，久而久之，就變成毒性物質，殺害腦細胞，引起失智。因此，失眠對阿茲海默症患者，簡直是雪上加霜。所以，千萬別忽視失眠或睡眠障礙。據臨床醫學報導，患有睡眠障礙的人，將近有30％會罹患失智症，必須得趕快治療失眠或睡眠障礙。

　　怎麼才能算是有睡眠障礙？

　　要確認是否患有睡眠障礙，建議到各醫院的失眠中心，接受專業且精密地診斷來確診。當接受這些精密的檢查時，經常需在失眠中心睡一晚，而各失眠中心的床數有限，往往得等上一個月以上才有床位。因此在去睡眠中心受檢前，民眾可自己先觀察一下是不是有睡眠障礙的症狀，倘若有症狀再去睡眠中心接受診斷，才不會造成醫療資源的浪費，讓有限的醫療資源給真正需要的患者使用。

　　根據睡眠障礙學會的認定，若出現下列現象，就可能是患有睡眠障礙的高風險群。例如，夜晚睡眠期間醒來的次數達兩次或兩次以上，且每次醒過來後都得花30分鐘以上才能入睡；或是現在起床的時間比過去的習慣早一個小時以上。值得注意的是，這些現象必須持續發生一個月以上，偶而發

生時並不算。如果發現自己已有上列症狀，請速到醫院的睡眠中心接受專業的診斷與醫治。

在臺灣，睡眠障礙幾乎已經成了流行病，將近有兩成民眾患有睡眠障礙，而且年紀越大，罹患率越高，不容忽視。像阿嬤最近就常跟小兒子抱怨，晚上睡不好、甚至睡不著。小兒子擔心阿嬤，立刻就帶阿嬤到醫院檢查。趁著這次檢查，小兒子想多了解睡眠障礙，不禁問醫師：「阿嬤沒生病，也沒特別的狀況，為何麼睡眠會出問題？睡眠障礙的原因是什麼？」

醫師耐心地回道：「一般人以為睡眠障礙是睡眠不足，這不是很正確的觀念。醫學上的睡眠障礙泛指不正常的睡眠時間或品質，例如睡眠時間過長，也就是所謂的嗜睡；另一種是睡眠過少。」

醫師繼續說明：「這兩種不正常睡眠的原因不一樣，嗜睡經常是睡眠呼吸中止、猝睡、睡眠不足等原因所造成；而睡眠過少則可能是精神問題（如焦慮、憂鬱症、壓力過大）夜間腿部抽動症候群、夜尿症、睡眠呼吸中止、藥物濫用、身體不適、生理時鐘週期異常（如工作日夜顛倒）、原發性失眠等原因所造成。」

小兒子驚訝地回道：「原來導致睡眠障礙的因素這麼複雜，那要怎麼預防及治療？」

「睡眠障礙的預防，首重衛生教育，也就是養成良好的生活習慣。」醫生嚴肅地回道：「生活作息要規律，不要故意長期睡過多或熬夜，以維持好生理時鐘；給自己一個舒適的睡眠環境，減少不必要的環境干擾，安靜無光害的睡眠，

能讓人安心地睡覺，有益深層睡眠；盡量不要在就寢前3至4小時內運動，以免身體亢奮，不易入睡，建議可在下午或傍晚運動；除非特殊狀況，不然不要在白天小睡，如果非不得已，小睡不要超過30分鐘；平時減少咖啡因的攝取，戒菸與戒酒有助避免睡眠障礙；很多人就寢前大吃一頓，這是大忌！」

小兒子聽到醫生這麼說，想想自己的生活習慣，不禁打了個寒顫，原來自己一直陷在多種導致睡眠障礙的高風險環境中，必須立即鐵了心改變生活習慣，斷了不良的習性，以免日積月累出睡眠障礙。

醫師又補充：「導致睡眠障礙的眾多原因中，有種是睡眠呼吸中止症，也就是睡覺時，因為呼吸道的肌肉鬆弛造成氣道阻隔，無法呼吸。身體因為無法呼吸而導致缺氧，此時大腦會從睡眠狀態甦醒，讓鬆弛的呼吸道肌肉再度緊繃，保持呼吸道的順暢。但這些動作反應已讓人無法熟睡，造成睡眠障礙。」

小兒子機靈的回應：「呼吸道阻塞造成呼吸不順暢，這不就是所謂的打呼嘛！這樣的例子太多了，我老婆就是。我還以為她睡到打呼是睡得很熟，今天聽醫師這麼解釋，我終於明白我老婆一直說她睡眠品質很不好，越睡越想睡。我還經常罵她，睡到打呼了，還說睡不飽？」

「患有呼吸中止症的患者，其實可以使用呼吸器來改善睡眠。現在的呼吸器，已不像過去那樣，得在臉上五花大綁，讓使用者感到非常不適，單單是戴呼吸器，就造成失眠，難以看到治療效果。」醫生接著說：「改良過的呼吸

5

器，小巧方便，而且效果顯著，強力建議有呼吸中止症的人使用。但如果使用呼吸器仍無法改善睡眠障礙，請跟醫師討論需不需要動手術來處理呼吸道的問題。」

醫生強調說：「千萬別忽略睡眠呼吸中止症。根據臺灣雙和醫院團隊最近的研究結果指出，使用免疫磁減量檢測長期患有睡眠呼吸中止症患者血液中的乙型類澱粉蛋白或濤蛋白濃度，果然是異常的，這顯示這類患者罹患阿茲海默症的機率較平常人高。進一步研究發現，當患者接受治療後，不僅睡眠呼吸中止症狀改善了，血液中的乙型類澱粉蛋白或濤蛋白濃度，也隨著漸漸正常。這結果強而有力的呼籲大家，正視睡眠障礙，免於老來失智。」

醫師再次強調，造成睡眠障礙的原因真的很多，因此除了戴呼吸器或藥物治療外，還有很多方法可應用，例如規律性的運動，是消除失眠的好方法。但對於行動不便的人，是無法透過運動來預防失智的，得採用其他方式，最好是坐著或躺著就能操作。最近興起兩種懶人干預法，其一是光照法，其二是腦電流刺激。

光照法是透過模仿太陽光的光線照射，經由眼睛刺激控制腦內褪黑激素分泌週期，進而調控睡醒週期，以改善患者的夜間睡眠品質。例如在早晨用光照法刺激失智長者，可有效延長患者的夜間睡眠時間，並減少白天時打瞌睡。

腦電流刺激是應用非常微量的電流刺激大腦，改變患者異常的腦電波，使之從不正常的腦動狀態回歸到正常的狀態。臨床醫學觀察到，腦電流刺激，顯著增強讓大腦放鬆的腦電a波，抑制了大腦疲倦狀態的腦電d波，進而促使大腦分

泌多種與失眠、焦慮、憂鬱等密切聯繫的神經傳遞物質和激素，以治療這些問題，降低失智風險。

　　經過一年多來臺灣醫學團隊使用免疫磁減量血液檢驗觀察失眠者接受呼吸器、光照法和腦電流刺激的調養之後，發現除了睡眠品質改善外，血液中的乙型類澱粉蛋白及濤蛋白濃度也隨之下降，此意味著失眠患者接受睡眠醫療的同時，也降地罹患阿茲海默症的風險。

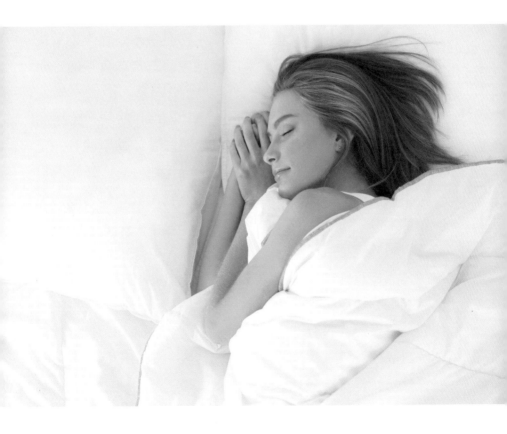

5

　　當我們吃了食物，食物中的成分就會消化與吸收，壞的成分就造成身體負擔，好的養分可活化細胞，促進循環，提升免疫力，強化大腦健康。因此，營養專家們，希望從食物中找出能避免罹患失智症的飲食配方。雖然市面上有很多種增強大腦功能的食譜，但目前最被公認可預防失智的是地中海飲食。

　　一般人對地中海飲食是非常陌生的，奈米小超人小樂特地到失智症防護中心請教營養師，地中海飲食的實際內容與功能是甚麼？

　　營養師淑敏姐姐說：「地中海飲食的特點是，食用高比例的蔬菜、全穀類、單元不飽和脂肪酸（如橄欖油、芥花油）及魚肉等，但僅少量攝取動物性油脂和肉。」

　　小樂好奇的問：「為什麼吃這些食物，就可保護腦袋免於異常？」

　　姐姐笑笑地回答：「根據食品飲養學的研究結果指出，這些食品含有各種腦細胞或血管所需要的不同養分，進而可維護腦細胞健康，遠離失智風險。」續道：「例如蔬果、植物油與堅果類含有豐富的胡蘿蔔素、維生素C與E，可減輕自由基對腦血管破壞，南瓜就是最佳代表。動物食品、葉菜類與豆類可提供充分的維生素B12與葉酸。若血液中缺乏這兩項，罹患阿茲海默症的機率將高出兩倍；番茄有高含量的茄紅素，能有效預防學習與記憶能力退化，防止阿茲海默症的

發生；深海魚是Omega-3的主要來源，它可保護腦細胞膜，能有效防止腦細胞發炎，保護大腦。另外，地中海飲食也建議每日喝兩小杯的紅酒（每杯約140 c.c.），的確可降低罹患阿茲海默症的風險。但也提出警訊，經常攝取高血脂食物，膽固醇會增加，容易導致腦血管發炎和被氧化物攻擊，因而影響記憶，引發認知功能障礙。」

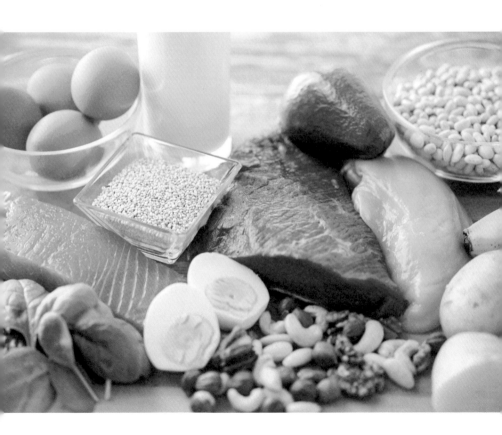

5

姐姐舉了個實際例子給小樂聽：「2009年，美國塔夫茨大學（Tufts University）約瑟夫（James Joseph）博士等人發表了一項研究成果。當高齡成鼠飲用足量的核桃，因核桃含有豐富的Omega-3、多酚等各種抗氧化物質，明確改善了這些高齡成鼠的運動障礙和認知障礙。一個成年人，每天吃7至9顆核桃，也就能得到同樣的效果，降低失智風險。」

　　小樂吃驚地說：「食物不只能滿足口慾，填飽肚子，竟可以強化腦功能，免於認知退化。」

　　姐姐說：「是的，藥補不如食補，而且食補很溫和，沒有副作用。我們每天都要吃，不如順便做做食補，這是強身健腦最輕鬆的方法。」並強調：「儘可能從當季與新鮮的食品攝取營養，並且要細嚼慢嚥，充分消化養分，有助吸收，吃出大腦健康。」

六、互動

　　當我們在鄉下漫步時，經常在午後傍晚，看見幾位老人家在廟口或在樹下，彼此有一句沒一句的聊天，阿舍阿公問問罔市阿嬤，妳最小的兒子有對象了嗎？甚麼時候要結婚？滿子阿姨問森雄伯，你那住在臺北的小孫子現在幾歲了？要叫他常回來看看阿公啊。這些對話給人的刻版印象，就是大家在一起聊是非，殺時間，總覺得可有可無，甚至有些人認為是在浪費生命。殊不知聊天對長者是件多麼重要的事。

　　聊天時，要聽、看、記、想、說，還要加上肢體語言，這些看來雖是非常一般的動作，但其實已經驅動大腦內部很多區域的運作。例如眼睛感受刺激大腦視覺皮層，耳朵聽到聲音時驅動大腦聽覺皮層的活動，講話時活絡了位於大腦左側的布洛卡區，記憶能力則由運用了海馬迴的功能，而肢體動作更是牽動大腦中的前運動皮質、初級運動皮質及輔助運動皮質等。可見在聊天的過程中，整個大腦幾乎都得活化起來。大腦越活化，就會越健康。而且當聊到愉快時，身體內的賀爾蒙也會正常分泌，促進代謝，身體頭腦兩壯壯。所以，多與老人家聊天，是遠離失智最簡單、方便、經濟的方式。

　　聊天是促進人與人互動最常見的方式，但我們不會特意去約人來聊天。如果可以透過彼此有興趣的事情而聚在一起，促進互動，那會比較容易執行。桌遊就是個容易讓大家聚在一起互動的原因。目前市面上有很多種型態的桌遊，有

記憶性的、有肢體運動的、有語言表達性的、有鬥智性的等等，非常多樣化。也有適合不同年齡層的桌遊，大夥可依自己的喜好及能力，選擇或嘗試不同種類的桌遊，增加樂趣，讓大家互動的更熱絡，深深地刺激與活化遊戲者的大腦活動，有效降低失智風險。

最近聽到一位在大學任教，極力提倡休閒治療的教授朋友，她說到：「過去三個月，我在日照中心進行一項初步試驗。邀請兩群失智長者參加這個試驗，在其中一群的日常生活中，加入記憶性桌遊的活動，每週兩次，每次30分鐘，為期三個月；另一群則是照原本的課表生活。三個月後，我們發現玩桌遊的這群失智長者，他們都當中有近80%的人，認知能力增強了；而另一組只有50%的人認知能力變好了。而且從血液生物標記檢驗結果來看，玩桌遊這組表現出穩定的濃度值，而另一組則有明顯的上升。這表示，該桌遊真的很有機會控制失智的惡化，可能更可改善失智。」看來，應該鼓勵老人家多玩桌遊，遠離失智。

　　大家一聽到「腸道是第二個大腦」，一定會一臉狐疑，心想怎麼可能呢？但您仔細想想看，有沒有經歷過下列這些事：心情不好的時候只想大吃一頓、吃了好吃的食物引發濃濃的幸福感、緊張到胃痛、壓力大到便祕或拉肚子。上列這些例子都是大腦與腸道的連動反應，這表示腸道與大腦有密切的溝通。說到這裡，小樂不禁又好奇起來了，於是又去請教阿米洛伊博士。

　　博士簡要地回答：「大腦跟腸道是互相緊密影響的。經過這幾年來的醫學研究，大腦與腸道之間有個聯繫的通道，稱之為『腦腸軸』。」

　　小樂丈二金剛般地問：「溝通大腦與腸道的通道是甚麼？」

　　博士抓抓頭，想了一會兒，才娓娓道來：「聯絡大腦與腸道的腸腦軸，是個非常複雜的溝通網絡，主要有四大部分：迷走神經系統、腸道免疫系統、腸道菌代謝物質、HPA軸（下視丘─腦垂腺─腎上腺）。」

　　小樂聽到這些名詞，完全茫然了，根本不懂博士在講甚麼，但也只能硬著頭皮繼續問：「這四大部分有甚麼功能，可以讓大腦與腸道溝通？」

　　博士回道：「這四個部分的詳細功能，目前都還在研究中，不過根據目前已知的研究成果，大致有下列結論：腸道中腸菌與腸道神經系統的對話內容，是經由迷走神經系統傳

訊息給大腦。而當腸道受到感染時，腸道免疫系統會啟動，腸道菌誘發各種細胞激素的分泌來對抗感染，這些激素接著會經由血液流到大腦。少數的腸道菌會分泌影響神經活性的物質（例如：GABA、多巴胺、一氧化氮等）這些物質被血液帶到大腦後，誘發大腦不同的神經反應，甚至造成大腦發炎，增加罹患失智的機會。講了這麼多專業知識，可能讓你更聽不懂。簡單來說，就是如果腸道經常發炎，會有極高的可能性導致腦袋瓜發炎，久而久之，造成失智。」

博士繼續說道：「又例如腸道菌在代謝纖維時，所產生的代謝物質如乙酸、丙酸、丁酸等，能使腸道保持微酸性，這微酸性可抑制壞菌生長，避免腸道發炎，間接降低大腦的發炎機率，以減少罹患失智的機會；此外，這些腸道菌代謝物質也是腸道細胞的主要能量來源，能強壯腸道細胞，以維持腸道組織的完整性及發揮免疫等功能。白話來說，就是把腸道照顧得健健康康的，腦袋瓜也會健康，降低得到失智的風險。」

小樂問道：「那HPA軸的功能是甚麼？」

「當大腦感受到外來壓力時，活化HPA軸，腎上腺素大量釋放壓力荷爾蒙，促使人體處於高亢狀態，同時也改變消化、內分泌、免疫、情緒等狀態，以面對這外來壓力。這一連串的反應，會影響腸道菌平衡，改變腸道菌與腸道神經系統的對話，也改變腸道菌代謝物質。這些改變，都會引響大腦運作與健康。明顯可見，腸道健康會直接影響腦袋健康，腸道可真算是第二個大腦。」

從小樂和博士的談話中，我們不難發現，腸道菌的作用會影響到大腦的健康。臺灣國家衛生研究院在2017年發表一個果蠅實驗的研究成果，透過餵食腸道桿菌，去破壞患有阿茲海默症的果蠅腸內菌相的平衡，發現阿茲海默症的神經退化病程明顯加劇，動物壽命縮短，並且行動能力變差。該研究進一步發現，當果蠅的腸道菌感染後，會刺激體內免疫血球細胞移動至大腦，誘發大腦產生大量促進發炎的細胞激素及氧化自由基，以致腦神經細胞大量死亡，引起失智。

　　根據醫學報導，人體腸道菌高達600至1000兆個，約有1000種，足以影響身體各種機能。腸道菌除了幫助消化以外，也具有免疫防禦機制、生成維生素、抗發炎物質等的功能，也能產生腦神經細胞間信號傳遞所需的化學物質。因此，腸道菌不僅主宰腸道功能，也強烈影響大腦健康。

　　腸道裡的好菌多，失智症風險愈低。根據日本長壽研究所的發現，老人家的腸道菌種類和其罹患失智症的風險的確有很大的關係。尤其愛吃肉的人，腸道中常缺乏類桿菌屬（Bacteroides）的益菌，是罹患失智症的高風險群。如此，因此平時保養腸道健康、維持好的益菌環境是很重要的。養好腸菌，遠離失智。

5

　　阿嬤的小兒子了解以上的失智防治種種方案後，豁然開朗。心裡想，趕快讓阿嬤接受失智防護，以免步上阿公的後塵。現在家中有一位失智患者，就已經讓大家忙得有點手忙腳亂，日後若阿嬤也罹患失智症，這家子鐵定就會像生活在水深火熱中，不知如何是好。但傾刻後，小兒子的腦海中浮現好幾個問題：

　　所謂預防，對象應該是針對像阿嬤這樣還沒發病的人，就得施以防範措施，以防止發病。也就是說，施作的對象應該是還沒有表現出失智行為的人。依目前的臨床診斷，失智行為指的是認知能力及日常生活自理能力的異常退化。上述種種措施，都能有效改善或穩定控制失智行為。換句話說，在施以上述措施的前跟後，可透過觀察受試者的失智行為改變，以確認實施的效果，但對還沒有表現出失智行為的人，在未施以預防措施前，認知與日常生活能力本來就都是正常的，沒有異常退化現象，要怎麼看出預防措施是有效的？

　　小兒子心裡繼續自問：「難道所有的人都需要接受失智預防措施嗎？要接受哪種失智預防措施才會有效？」

　　小兒子所想的這幾個問題，確實是目前難以落實失智症防治的最大障礙。如果在施以預防措施後，受試者沒有明顯地感受到身體或心理有改善，受試者自然無意接受預防措施。試想，如果受試者在接受失智症預防措施前的認知能力評估是正常分數，例如90分，而接受預防措施後還是90分，

沒有進步，請問該名受試者會認同他所受的失智預防措施，對他產生正面的作用嗎？想要突破難以評估失智症預防措施效益的困難，建議採用其他方式來評斷，比如量測血液中與失智症有關的蛋白質濃度是否因接受預防措施而有改變，就是個簡單又有效的方式。

這兩三年來，臺灣許多大學或醫院就進行了多項研究，透過檢驗血液中乙型類澱粉蛋白及濤蛋白濃度的變化，可確認失智症預防措施的效益。研究結果顯示，透過定期的有氧運動、嗅覺記憶訓練、睡眠品質改善，都看到血液中這兩種蛋白質濃度會下降，這意味著這些防範措施都可降低受試者罹患阿茲海默症的機會。血液中失智症蛋白質濃度變化的檢驗，將會是判斷失智防範措施效益最簡便且最具科學性的方法。簡言之，在接受失智症防治措施前，先檢驗一下血液中失智症蛋白質的濃度。當措施執行完成後，再次檢驗血液中該蛋白質的濃度。經比較這兩次所測得的蛋白質濃度變化，即可評估該失智症防範措施的效益。

除了上述幾種就大腦健康的方法外，其他如強化社交活動、腦力訓練、降低三高等措施，也都是很有效的方法。前幾年，有個芬蘭與瑞典聯合研究團隊，共同對一千多名疑似輕度認知功能障礙的民眾，實施以上列複合式的失智預防措施，得到令人高興的結果，確實可以有效地預防失智症。我們要強調的是，預防失智症的措施，經常是雞尾酒式的作法，還有就是要綜合營養、睡眠、運動、社交、腦力訓練、三高控制等，多維度地執行，方能產生最明顯的防範功效。

並非每個人都需要接受失智症防護措施，但對高風險

組群，就非常必要。那麼怎樣才能知道自己是不是高風險組群？下表是目前全世界常用來評估是否為罹患阿茲海默症高風險組群的重要風險指標及各指標的加權分數。如果總分低於5分，那就是屬於罹患阿茲海默症的低危險群，繼續照常生活，不必擔心。如果風險加權總分超過5分或12分，那就分別屬於罹患阿茲海默症的中風險群及高風險群，建議參與不同強度的失智症預防活動，以保護自己的大腦，促進大腦健康。舉例說明，隔壁的王大叔年逾60歲，患有高血壓（分數2.2分）且肥胖（分數2.3分）及愛抽菸（分數2.3分），那麼罹患阿茲海默症的風險加權總分是6.8分，就是中風險阻群了。再舉個例子，如果陳阿姨（女性分數1.5分）的爸爸或媽媽罹患阿茲海默症（一等親有失智症相關病史分數3.0分），且長期因缺乏運動而導致高血脂（膽固醇過高分數1.9分），罹患阿茲海默症的風險加權總分是6.4分，也是中風險阻群。你可以自行試算是屬於哪一等級的風險族群。

風險指標	風險加權分數
◥ 一等親有失智症相關病史	3.0
◥ 頭部外傷並失去意識病史	2.0
◥ 年齡 > 65 歲	1.0
◥ 年齡 > 75 歲	4.0
◥ 年齡 > 85 歲	16.0
◥ 教育程度少於 7 年	3.6
◥ 女性	1.5
◥ 高血壓，血壓收縮壓 > 140mm-Hg	2.2
◥ 肥胖（BMI > 30kg/m²）	2.3
◥ 總膽固醇 > 6.5mmol/L	1.9
◥ APOE4 基因帶因者	4.0
◥ 中風病史	2.4
◥ 心肌梗塞病史	2.5
◥ 第二型糖尿病患者(疾病未獲妥善控制)	2.0
◥ 低活動力族群(久坐、臥床)	1.7
◥ 抽菸者	2.3
◥ 睡眠呼吸中止症(嚴重打呼)	2.2

★罹患阿茲海默症的風險指標及加權分數自評表。

5

陸、共舞

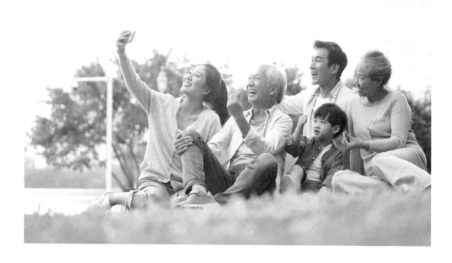

　　前面提到，輕度認知功能障礙及阿茲海默症的盛行率非常高，忘了幾乎已走入每個家庭，而且會待在家裡長達十年之久。為了避免這災難，我們不僅要培養出對失智症的敏感度，定期篩檢，以能動於先機，並養成維護大腦健康的生活型態，遠離失智。但萬一不幸，家中長者罹患失智症，我們就必須學習與失智症長者的相處之道。因為，我們面對的不是一個臥病在床、易於溝通的病患，而是一位經常處於自我想像世界、行動自如、非常有自我意識的長者。所以，絕對不能把失智症長者視成一般病患，如果您不知道這之間的差異，這章的內容將讓您收穫滿滿。

一、快瘋了

　　2018年某天，英國寧靜小鎮上的警察局電話突然響了，是位84歲名為Lawrence Franks的人打來，他無力地說著：「警察先生，我殺了我太太。我用鐵棒打死她。我已經沒有能力再照顧她了，所以殺了她。」當警方趕到Lawrence家時，老太太已斷氣，只剩下身心崩潰的Lawrence，隨即將他逮捕回警局。

　　經警察調查發現，Lawrence年輕時是位救生員，健康又樂觀。他和妻子自結婚後，兩人生活已62年。多年前，妻子罹患失智症，在生活、情緒上出現很多令他困擾及棘手的問題，雖然生病的是妻子，但他因長年獨自照顧髮妻，早已身心交瘁，拉斷了理智線，親手殺死了他相愛相伴的妻子。

　　此番悲劇無獨有偶，同年九月，臺灣發生了件駭人聽聞的社會事件。彰化縣鹿港鎮有位八十幾歲的老太太，被家人用塑膠繩綑綁在陽臺上。鄰居把這等不尋常的景象放在網路上，頓時引發網友熱烈的議論。彰化縣政府社會處與鹿港警方隨即趕往處裡，發現是位失智老婦，還患有失禁、漏尿、重聽等，是媳婦把她綁在陽臺上，不讓她入屋內。當媳婦看到警察來到時情緒相當激動，並說：「我已經照顧得快瘋了，你們還來這樣吵，到底什麼情形啊？我已經很累了，我快發瘋了。」

　　失智症患者把照顧者逼瘋了，怎麼會這樣呢？

根據臺灣失智症協會深入的調查報告，臺灣估計近30萬名失智患者，以目前的社會道德觀念，八成患者是由家人照顧，捨不得交付專業單位照護。如此，家人需承擔一年全天候的失智患者照護工作，得分分秒秒不間斷地面對失智患者的多疑、重複行為、日夜顛倒等困擾行為。數年後，家屬在長期心理壓力下，容易情緒失控或爆發衝突與憾事。調查報告中也指出，七成失智症家屬曾經有過輕生的念頭。因此，我們得學會面對失智症患者，以免把自己給搞瘋了。

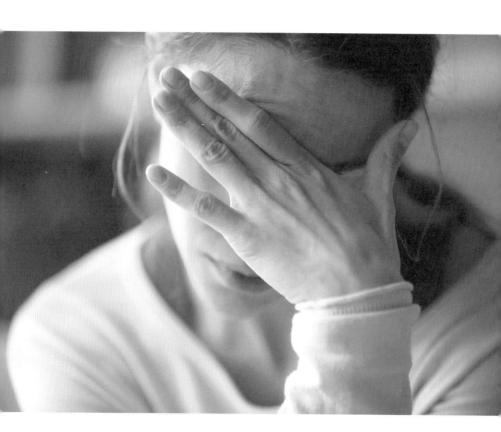

阿茲海默症其實離你不遠：創新科技讓你提前預防失智症

　　初次面對失智症患者，總覺得他很煩，剛剛才問過的事，怎麼不到五分鐘又問一次。除此之外，也會經常聽到失智患者重複講一樣的故事，讓你聽到都會背了。更有甚者，失智症患者還會講出不合理的事，讓家屬很困擾。實際上，失智症患者腦子裡會把短期的記憶給忘記，留下好久以前的回憶，隨病情越嚴重，會產生幻想、幻聽、幻視。因此，失智症患者漸漸會活在自己所想像的世界裡，許多人事物都是患者想像出來的。當患者把這些想像出來的世界講給身邊的人聽，聽的人就會覺得是在胡扯，甚至不可理喻。

　　失智者身邊的人，是以「對錯」來評論失智症患者所「想像」出來的內容，雙方的思考邏輯相差一萬八千里，像是走在兩條平行線，沒有交集，以致雙方易起爭論與衝突，關係惡化。這讓照顧者遭受莫大的心理壓力與考驗。日子一久，照顧者的耐心耗盡、理智沒了、體力消失，就剩下厭惡、無奈與壓力，急著想逃避這個現實問題，悲劇與遺憾就隨之而來。

　　「同理心」是面對失智者的要素，試著讓自己了解失智者的思緒，進入他們的想像世界，當下放開對錯的評斷原則，別急著反駁或爭論，並且順著失智者的表達引導他們的想法，主導他們的想像，就不會糾結於失智症患者的所做所言。

6

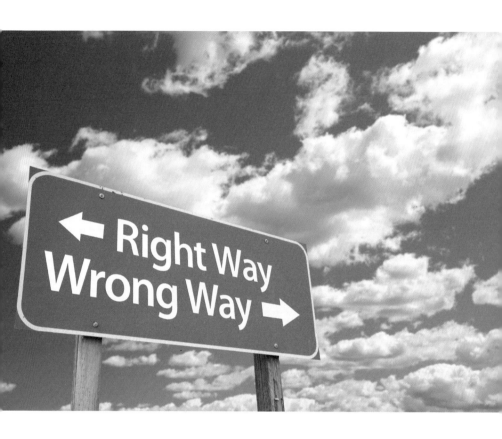

　　那天，阿公從一起床，就吵著要阿嬤帶他去搭高鐵找雄哥。雄哥是阿公在金門當兵時的同梯，家住南部。阿嬤一直罵阿公是神經病，雄哥已經過世好幾年了，要去哪裡找他？不管阿嬤怎麼跟阿公解釋，阿公還是認為雄哥還活著，要去找他敘敘舊、喝兩杯。兩人又因此大吵一番，阿嬤一氣之下，把阿公鎖在家裡，自己去外面打電話給小兒子，叫小兒子趕快來處理一下，不然她就把阿公丟在家裡，不理他了。

　　小兒子已經不是第一次接到這樣的電話，立即趕到，並對著阿公說：「我開車載你去找雄叔叔。」阿公甚是高興。

在車上，小兒子問起阿公當兵時與雄叔叔一起幹了甚麼事，試著引導阿公的思緒，阿公果然講得神采飛揚，頓時年輕了幾十歲。其實，小兒子根本沒有開往車站，只是在住家附近繞啊繞。接著小兒子又跟阿公聊起雄叔叔結婚、生小孩、當阿公等等的生活往事，最後聊到雄叔叔生病住院，然後過世。聊到這裡，阿公似乎想起了些事，唏噓地跟小兒子說：「今天有點累，不去找你雄叔叔了，我們回家吧！」

阿嬤以對錯面對患有失智症的阿公，小兒子以同理心進入了阿公的世界，更誘導阿公的思想。兩人不同的方式，您會選擇哪一種？

6

三、舊的好

「有一日咱若老，找無人甲咱友孝，我會陪你，坐惦椅寮，聽你講少年的時陣，你有外擎。」

這是江蕙名歌曲〈家後〉中第一段歌詞，詞裡透露出年長者喜歡回憶過去。

憶兒時，是年長者的重要活動之一，陪伴老人家的照顧者千萬別覺得這事很煩。人一旦老了，視力退化、聽力退化、體力退化、生活能力也退化。看電視時，總是要問孫子，新聞在講甚麼？想要煮個開水，又怕忘了關瓦斯。這些退化在外人看來是正常的，但在老人家心裡卻是傳來了一股非常負面的聲音：「你已經老了，快沒用了。把自己照顧好就好，免得拖累兒女。」這對老人家是多麼殘酷的打擊，是讓老人家多麼不堪的事實。因此，老人家的自信心會慢慢消逝，但消極與不安的情緒卻逐漸上升，這些都是導致失智的高風險因子。要避免這些憾事，最好的方式就是讓老人家們不覺得自己老了！

每當談起過去所經歷的大小事，老人家總是精神就抖擻起，臉上的笑容、語氣的激昂、肢體語言的生動，無不展現出老人家心情的愉快。曾有個國中同學聚會，來的人都是白髮蒼蒼，年逾七旬。大夥剛到時，會場很安靜，輕聲細語的彼此問候，順便看清楚誰是誰。突然間，電燈一暗，大大的牆壁上播放起畢業紀念冊上的照片。大家無不張大嘴，笑得合不起來，開始暢談國中糗事：「你不是暗戀隔壁班的3

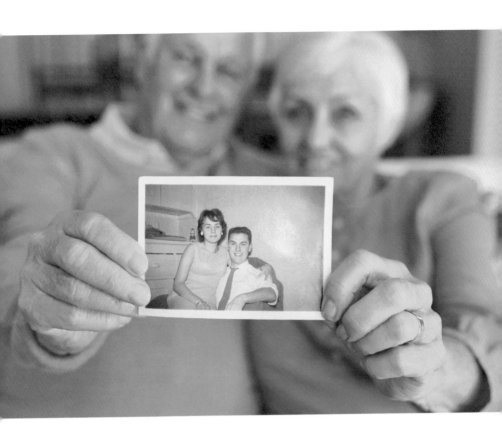

號女生嗎？你國二下學期期末數學考試作弊被抓，有夠慘！
你大隊接力的時候跌一跤，把我們的金牌跌丟了。我們的音
樂老師好漂亮，現在不知怎麼樣了？」講不完的話題，道不
盡的往事。會場的交談聲量越來越大，歡笑聲也越來越大，
每個人都忘了自己已經年邁。可見話當年對老人家是多麼有
效的興奮劑，旁邊的照顧者一定要學會欣賞老人家的「話當
年」，甚至把自己當成小孩子，天真地向老人家提問當年
勇，讓話當年一直激勵老人家。

6

懷舊為何有助於預防失智？職能治療師表示，當老人家重溫兒時歡樂時，可刺激大腦運作，提升大腦功能，增進大腦健康，同時也在情緒上得到適當的紓解與歡欣，遠離憂鬱的威脅，這就是所謂的懷舊治療。懷舊治療的手段，除了讓老人家自述往事外，也包括讓老人家們一同觀賞以前的布袋戲和歌仔劇、唱老歌、聽舊音樂、看老電影或玩小時候的童玩等等，這些團體活動的方式，更能增加長者間的互動，強化社交活動，讓長者們更有興趣與動機，不間斷地參與這類懷舊治療。

　　懷舊不僅可以預防失智，甚至可減緩失智惡化。幾年前，大林慈濟醫院就曾報導個實際案例，現年82歲的月桃阿嬤年輕時是個理髮師，也很會招呼客人，被阿嬤剪髮後，不僅變英俊了，心情也快樂起來。大約在10多年前，阿嬤因要照顧家裡的事，不能再做理髮工作。離開崗位後，卻開始出現記憶退化，反應變慢，生活自理能力下降，就連洗澡、上廁所這些日常輕鬆事，都需家人扶助。此外，性格上也明顯變化，變得不愛講話，雖手腳都健康，卻經常坐著發呆，對身邊的事情變得冷漠了。阿嬤在女兒陪伴下，來到大林慈濟醫院失智症中心就診，確認罹患失智症。當時醫師建議女兒讓阿嬤參與懷舊治療，鼓勵阿嬤重拾理髮刀幫阿公們理髮。雖然剛開始時，阿嬤動作顯得生疏，還需要女兒幫忙，但漸漸的，阿嬤的理髮的架勢越來越氣勢十足，臉上也慢慢地露出笑容。阿嬤重操舊業，得到很高的成就感，找回信心，讓她覺得有尊嚴，生活又多了些希望。這就是個懷舊治療的成功案例。

為借助懷舊治療的效果，目前有好幾家醫院的失智症中心及長照中心，就把環境裝飾成50年前的臺灣景象，安排懷舊課程，讓來這裡的失智長者回到自己年輕時的情境，藉以活絡大腦、調節情緒，增加自信，減緩失智惡化。在長者的眼裡，舊的似乎比新的好。因此，儘量不要突然對長者的生活環境做出很大的改變，這改變不只是身旁的事物，也包括周遭的人。也不要隨意將老人家的物品丟棄，那裡頭藏的不只是故事、不只是懷念的人，更蘊含老人家的生命原動力。愛惜它，尊敬他。

6

四、喘息

　　照顧失智長者是場漫長的考驗，別在完成任務前，自己先倒了。以時下社會狀況而言，大都是親屬在照顧，少部分是由外傭在照顧。親屬照顧者絕大部分沒有受過專業的失智照護訓練，尤其是不了解失智長者的心理，因而經常與失智長者起衝突。根據專家建議，照顧失智長者，應該接受基礎的失智症、神經醫學、老年醫學、老年護理、心理學等相關領域的專業訓練。目前有許多失智症照護團體、失智症中心、基金會都會不定期舉辦這些訓練課程。課程中也會有案例分享，讓與會者有機會相互交流，將心中的煩惱與壓力，得到適切的協助。

　　照顧者一定要有照顧自己的觀念。我們的傳統想法總是要做到鞠躬盡瘁才罷休，這是極不明智的做法。人是需要休息，需要在長期的照顧工作中，適時在心理上與身體上，抽離沉重的照護情境，放鬆心靈，強健體魄，這樣照護者才能走得長久，走得健康。照顧者健康，失智長者才能在好的氛圍下，得到溫暖的照護。

　　歐美的臨床研究報告指出，要維持照顧者健康與失智長者的健康，最好是四個人照顧一個失智長者，這樣每個照顧者才能有適度的調整與休息時間。這種照顧模式是很難實現的，除非照顧者有許多兄弟姊妹，大家輪流照顧。即是有幸，經常是失智長者要輪流到兒女家去住。職能治療師建議，如果要失智長者在不同地方居住，老人家房間的裝置與

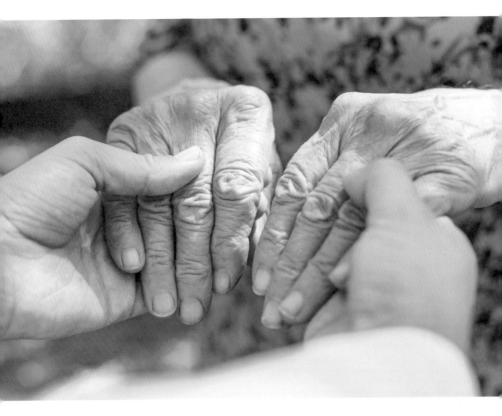

擺飾，最好都是一樣的，以免引起失智長者對陌生環境的不安全感，造成心理與情緒的不安，增加照護上的困難。

幸好，現在有很多長照中心、日照中心、甚至是鐘點照護，都會提供專業、舒適、安全的照顧。但要在失智長者進住前，請務必先帶老人家先適應與熟悉現場的環境、人員、飲食等。一種經常採取的方式是，在預計進住前一兩個月，以郊遊的名義，不定期的帶失智長者到中心走走。讓老人家慢慢認識中心裡的人，對中心有親切感，最好是中心有長者喜歡的活動，或是讓長者能獲得成就感的課程，失智長者就會喜歡去該中心，照顧者才能有時間喘息。

6

失智是個老年疾病，除了藥物控制外，更需要有了解患者心理與習慣的照護者來陪伴。有健康的照護者，才有妥善的陪伴。只要我們調整心裡對失智的認知，適當應用社會資源，都可以當一位快樂的照護者，並且能愉快地與失智長者共舞。

後記

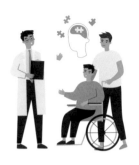

　　希望大家在看完本書後，都能對失智症有些許的體會。除了瞭解失智症外，也希望能為預防失智症盡一份小小的心力，至少努力讓自己遠離失智症。我們只有一個腦袋，得好好照顧它。因為當它壞了，醫生無法像換肝一樣幫我們換腦，也不能像換心臟一樣對腦袋進行移植。養成運動習慣，提升睡眠品質，讓腦袋可以順暢地代謝廢物，保有一顆乾淨的腦袋，可別讓腦袋變成垃圾場，甚至讓腦袋裝大便。也千萬別讓腦袋閒著，得不停息學習，使腦細胞不斷地受刺激、不斷地活化，維持活潑健康的腦袋。當然也不能忘了給腦袋適當的養分，腦袋才能長得壯壯的。最後加上定期的檢查，以確保腦袋沒有任何問題，即使有狀況，也能早日發現，儘早處理，以免亡羊補牢。

　　關心自己，也關心周遭的長者，更對照顧失智症的人，多一份的關懷。當必須無奈地面對失智症時，您將是給予無限溫暖的火苗。如果老化無可抵抗，那就讓我們共創一個有活力、有尊嚴、充滿快樂、希望、歡喜的老年化社會。

國家圖書館出版品預行編目資料

阿茲海默症其實離你不遠：創新科技讓你提前預
防失智症／楊謝樂著. --初版.--新北市：磁量生
技股份有限公司，2021.7
　　面；　公分
ISBN 978-986-06605-0-0（平裝）
1.失智症 2.阿茲海默氏症 3.預防醫學
415.9341　　　　　　　　　　110007993

阿茲海默症其實離你不遠：
創新科技讓你提前預防失智症

作　　者　楊謝樂
校　　對　楊謝樂
發 行 人　磁量生技股份有限公司
出　　版　磁量生技股份有限公司
　　　　　23141新北市新店區中正路538巷12號3樓
　　　　　電話：（02）8667-1897
　　　　　傳真：（02）8667-1897
設計編印　白象文化事業有限公司
　　　　　專案主編：黃麗穎　經紀人：徐錦淳
經銷代理　白象文化事業有限公司
　　　　　41264台中市大里區科技路1號8樓之2（台中軟體園區）
　　　　　出版專線：（04）2496-5995　　傳真：（04）2496-9901
　　　　　40144台中市東區和平街228巷44號（經銷部）
　　　　　購書專線：（04）2220-8589　　傳真：（04）2220-8505
印　　刷　基盛印刷工場
初版一刷　2021年7月
定　　價　460元

白象文化　印書小舖 PressStore　出版 ‧ 經銷 ‧ 宣傳 ‧ 設計
www.ElephantWhite.com.tw　f 自費出版的領導者　購書 白象文化生活館